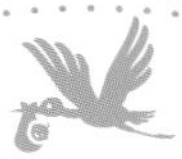

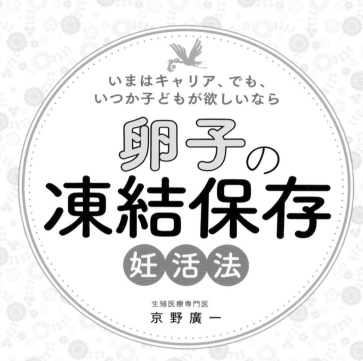

いまはキャリア、でも、
いつか子どもが欲しいなら

卵子の凍結保存妊活法

生殖医療専門医
京野廣一

サンルクス

はじめに

「いつか結婚して、子どもを産みたい」という思いは、女性の自然な感情です。実際、国の調査でも、ほとんどの未婚女性がそう願っていることが明らかになっています。これを読んでくださっているあなたも、いま現在は具体的なパートナーがいらっしゃらなくても、そう思っている方の一人ではないでしょうか。

では、最初に、私がなぜ、この本を書こうと思ったのか、からお話ししましょう。私は生殖補助医療の専門医ですが、いま、私の不妊治療クリニックへ訪れる患者さんのピーク年齢は40歳を超えています。日本産科婦人科学会が公表している２０１７年の総治療周期数のピーク年齢も

40歳で、２００７年の報告でのピーク年齢は36～39歳です。10年あまりの間に、かなり高齢化していることがわかります。

そして、高齢化による「卵子の老化」が原因で、治療しても妊娠できない。妊娠できても流産してしまう方が多く、妊娠率は下がり、治療期間が長期化しています。結果的に、患者さんの肉体的・精神的、経済的な負担は大きくなるばかりです。しかも、子どもを授かるという目的を果たせない方も少なくないのです。

卵子の老化という言葉はご存じでしょうか。日本では、２０１２年に放送されたＮＨＫスペシャルの『産みたいのに 産めない～卵子老化の衝撃～』によって、広く知られるようになりました。２０１６年の男女雇用機会均等法の改正などによって、女性の社会における選択肢は非常に増えましたが、女性の妊娠・出産を取り巻く状況は改善されるどころか、かえって悪化しているように思えます。

日本の不妊治療クリニックの数と体外受精の実施数は世界トップクラスであるのに、２０１６年の一回の採卵あたりの出産率は60カ国・地域中で最低でした。それは、不妊治療を受ける患者さんの年齢が外国に比べて圧倒的に高く、卵子が老化している方が多いのがいちばんの原因です。

晩婚化、そして不妊に悩むカップルの増加は、先進国に共通した課題です。ですが、女性がさまざまな仕事でキャリアを重ねていくなかで、仕事と出産・育児をどう両立させるのか、その対策を当事者の自己責任として見過ごしてきた日本社会全体のツケが、この事態を招いているように思います。それを解決するのは政治の仕事ですので、これ以上、ここでは触れません。

「いつ、子どもを産みたいか」は、あなたの自由ですが、あなた自身が仕事を続ける前提で、子どもを産むことを真剣に想像してみてください。それが、それほどかんたんなことではないのが、すぐにわかっていただけると思います。実際、多くのカップルが子どもを産むタイミングに恵まれず、先延ばしをした結果、妊娠適齢期を逃しています。私のクリニックの患者さんの多くが、そういった方々です。

卵子が老化するのは自然なことなので、妊娠・出産には年齢のタイムリミットがあります。そして、それは意外と早くやってきます。残念ながら、いまの医療技術では、卵子の老化を防ぐことはできませんが、止めることはできるのです。

この本には、あなたが望んでいる「子どもがいるしあわせな暮らし」を実現するために、知っておいていただきたいことを書きました。生殖補助医療があなたのライフプランの選択肢を増やし、あなたとお子さんのしあわせな未来のお役に立つことができれば幸いです。

２０２０年７月３日

京野廣一

目次

第1章

妊娠・出産とタイムリミットのはなし……11

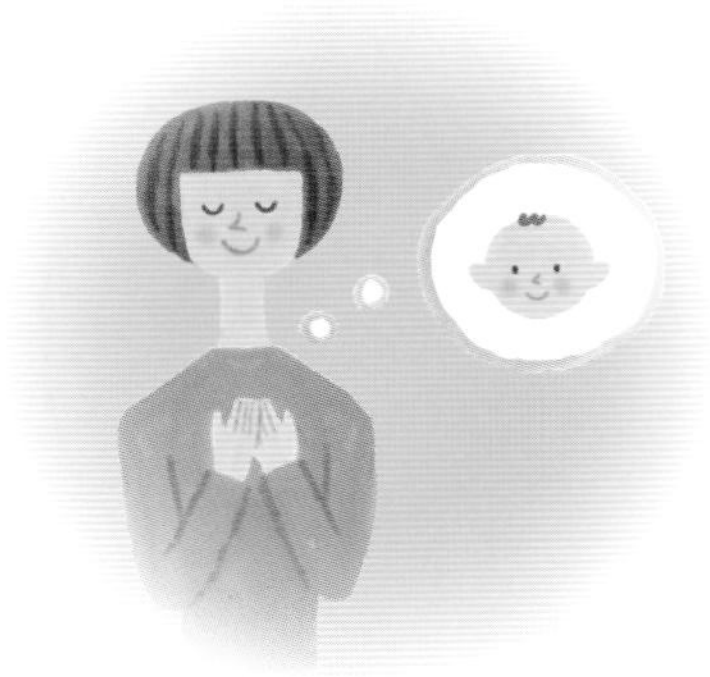

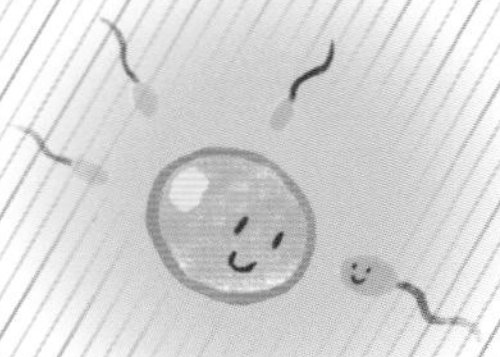

第2章

第3章

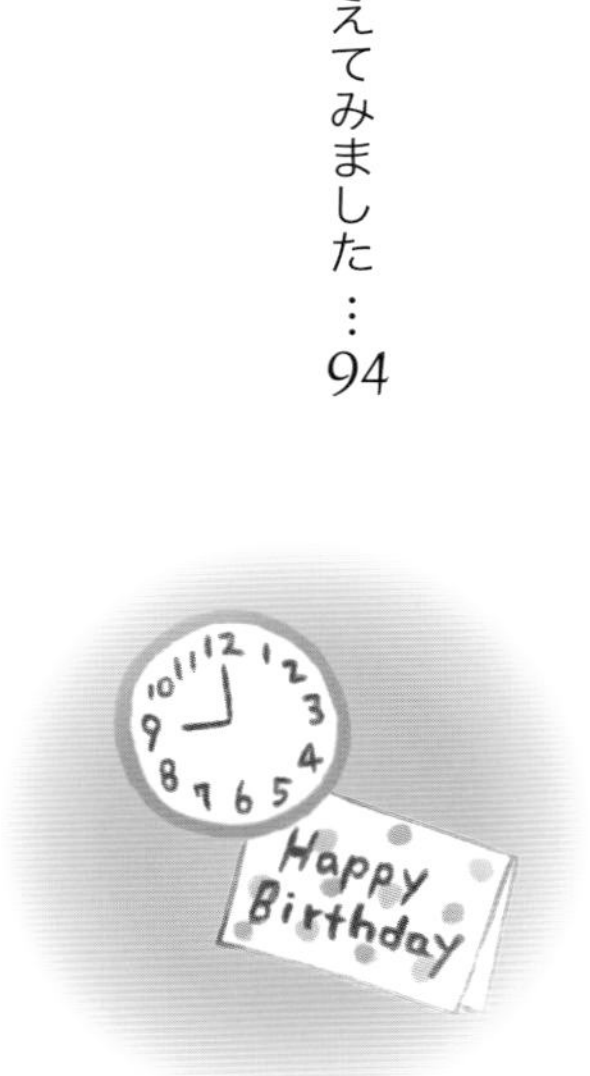

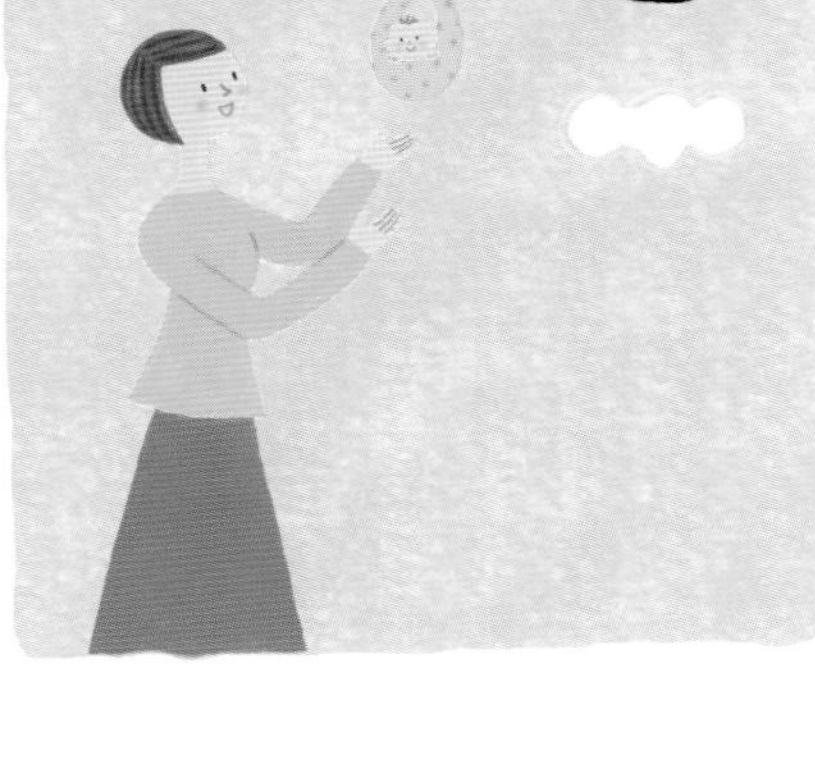

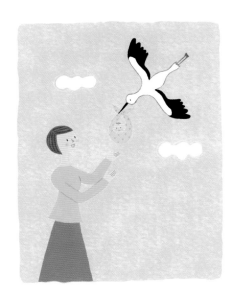

第1章

妊娠・出産と
タイムリミットのはなし

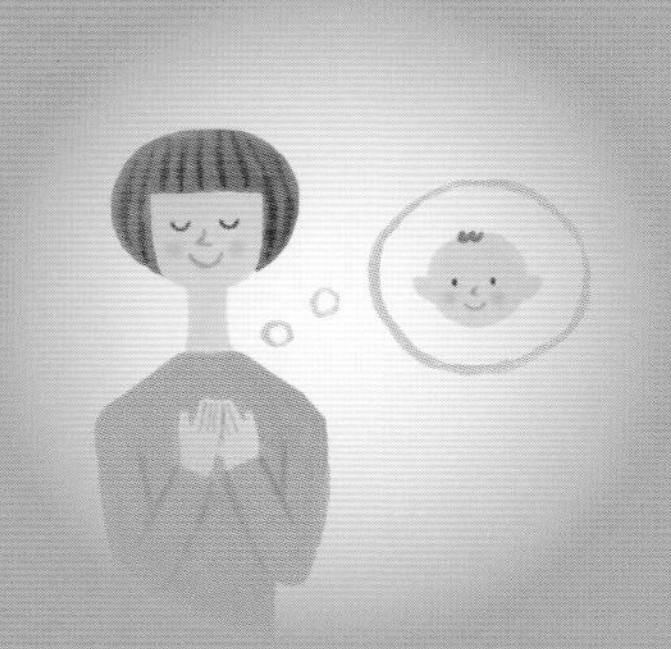

1

将来、お子さんは何人くらい欲しいと思っていますか？

子どもを2人望むなら最初の子どもは20代後半までに

未来のご自身をイメージするとき、お子さんが何人いる場面を想像しますか。まだパートナーもいないし、そんなことは考えられないとおっしゃるかもしれません。でも、ライフプランを考えるときには、仕事やお金のことなどを考えますよね。もし、あなたがいつかはお子さんが欲しいと思っているなら、ライフプランの一つとして「自分は、何人子どもが欲しいのか」

を真剣に考えていただきたいのです。

その理由は、希望する子どもの人数によって、最初の子どもを産んだほうがいい年齢が違ってくるからです。２０１５年の『第15回 結婚と出産に関する全国調査』によると、18〜34歳の未婚女性が希望する子どもの人数は、２人が圧倒的に多く62・７％、次は３人で21・２％です。１人でいいと思っている人は、わずか７・８％しかいません[※1]。

もし、自然妊娠[※2]で子どもを２人欲しいと思うのなら、20代後半までに最初の子を産むのが望ましいです。３人欲しいなら、20代前半の出産。１人だけの場合でも、自然妊娠を望むなら、30代前半を目標としていただきたいのです。

不妊治療[※3]を受けて１人だけ産むつもりなら、30代後半でも可能性はあります。でも、90％以上の確率を望むなら、35歳までの出産が安全圏といえます。自然な妊娠と、安全な出産を望むなら、早いに越したことはないのです。

※1 18〜34歳の未婚男性の希望する子どもの人数は、２人が64・１％、３人が16・３％、１人が８・８％

※2 人工授精や体外受精ではなく、性交によって妊娠すること

※3 妊娠できるように、補助をする医療

●同じ30代でも後半の出生数は前半の半分

厚労省の調査によると、２０１１年に女性が最初の子どもを産む初産の平均年齢が30歳を超え、２０１７年には30・7歳になりました。内訳をみると、いちばん多い年齢は30代前半で約14万2千人。次に多いのは20代後半で14万1千人となっていて、30代前半までが約8割です。一方、30代後半は約7万4千人、40代前半は約2万人、45歳以上は約７００人で、合計しても10万人に達しません※4。同じ30代でも前半と後半では、出生数に倍近い開きがあります。これは37・5歳で妊孕性《にんようせい》※5が急激に下がることが、影響していると考えられています。

子育てと介護を同時に担うことを〝ダブルケア〟といいますが、子どもを産む年齢が高いと、ダブルケアに陥りがちです。ダブルケアを避ける意味でも、出産は早いほうがいいのです。

※4　2人目、3人目の子どもを産む年齢も、30代前半がもっとも多い

※5　妊娠のしやすさのこと。妊孕力ともいわれる

90％の確率で希望の子ども数を実現するには

	体外受精をした場合での望ましい第1子出産年齢	自然妊娠での望ましい第1子出産年齢
子ども1人の場合	35歳以下	32歳以下
子ども2人の場合	31歳以下	27歳以下
子ども3人の場合	28歳以下	23歳以下

出典：Habbema JD, et al. Human Reproduction, 2015, Vol.30, No.9; 2215-2221 より引用改変

2

3組に1組のカップルが不妊を心配したことがあるって、知っていますか？

結婚して1年間、子どもができなかったら不妊

結婚すれば、子どもはいつかできるもの。そう、思っていませんか。ところが、現実は必ずしもそうではありません。2015年には、3組に1組[※1]のカップルが、子どもができないことを心配したことがあり、5組に1組が不妊の検査や治療を受けています。子どもがいない夫婦に限れば、4組に1組になります。子どもを望んでもできないカップルが、実は少なく

※1 国立社会保障・人口問題研究所による「第15回 結婚と出産に関する全国調査」より

ないのです。

では、妊娠を希望して性生活を行っているのに、どのぐらいの間、子どもができなかったら不妊ということになるのでしょうか。日本産科婦人科学会では「1年以上経っても妊娠しなかった場合」としています。2人目以降の子どもを望んでいるのに、妊娠しないときも不妊とされ、この場合は続発性不妊といいます。子どもが1人いる夫婦も4組に1組が、不妊の検査や治療を受けているのです。

不妊の原因は、女性と男性それぞれ同じ割合

どうして、子どもができないのでしょうか。不妊の原因は、女性と男性それぞれに、同じ割合であるといわれています。たとえば、女性は卵子が卵巣から排出されない、男性は精子がほ

とんどない、といった場合があります。治療すれば妊娠できるようになる症状もあれば、残念ながら、治療できない症状もあります。不妊は原因がわからないことも珍しくなく、約3分の1が原因不明といわれています。原因がわかっているのに治せない症状の場合、希望すれば不妊治療をすることになります。

また、原因不明の場合でも、不妊治療で妊娠できることがあります。子どもを望んでいるのに、結婚して1年経っても妊娠できなかったら、カップルで検査することをおすすめします。

不妊の検査は、不妊治療専門のクリニックで男女ともに検査できます。

不妊の克服には、カップルの協力が欠かせません。女性は熱心に取り組みますが、男性は女性ほど積極的でなかったりすることもあります。子どものいる家庭の楽しさを話し合ったりして、お互いの協力を得ることが大切です。

年齢別に見た子どもがいない夫婦になる率

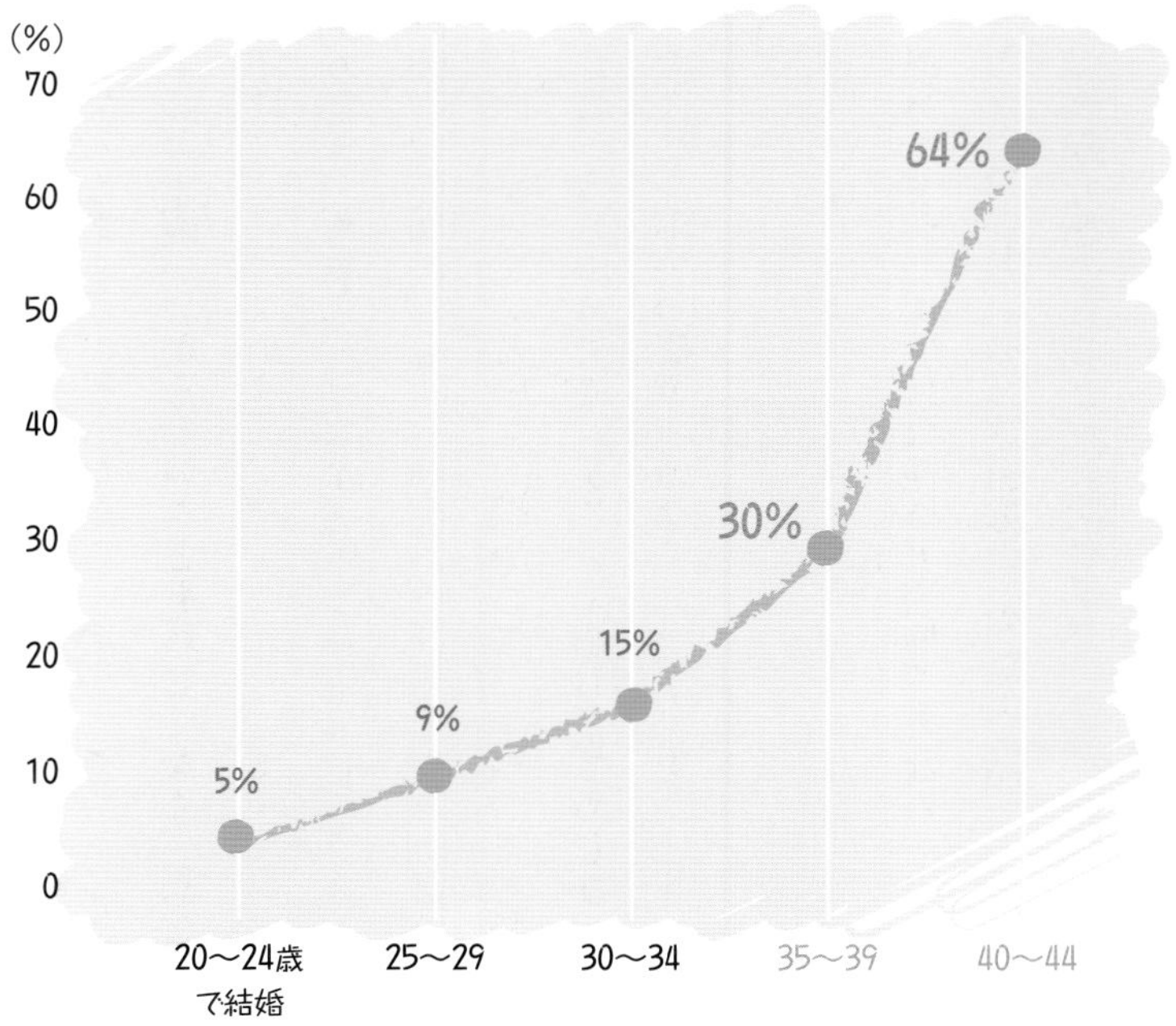

出典：Menken J, et al. Age and infertility, Science. 1986, 233 (4771); 1389-1394 より引用改変

35〜39歳以上のカップルは、望んでも子どもがいない夫婦になる確率が高い

3

40歳を過ぎても自然に妊娠して、出産できると思っている方が多いのです

卵子が老化しているため40歳以上で出産できる可能性は低い

40代で出産する有名人が増えているせいか、その気になれば40歳過ぎでも、自然に子どもを授かれると思っている方が、相当数いらっしゃいます。結論から先に申し上げれば、40歳以上で自然妊娠する人は、非常に少ないのです。ほとんどの人は不妊治療をして、妊娠する努力をしているのではないかと思います。

ただ、不妊治療をしても、出産にまで至る確率はとても低いのが現実です。40歳で10人に1人、45歳になると100人に1人しかいません。大部分の人は妊娠できないか、あるいは妊娠しても流産してしまいます。

なぜ、40歳を過ぎると、妊娠や出産が難しくなるのでしょうか。その最大の理由は「卵子の老化」です。卵子が老化すると、残念ながら妊孕性が低下してしまうのです。

●卵子の妊娠する能力は30歳から低下し、37.5歳から急降下

卵子の老化現象は、二つあります。一つ目は「数の減少」です。卵子のもとになる原始卵胞※1は胎児、つまり母親のお腹《なか》の中にいる頃につくられ、誕生後、新たにつくられることはありません。しかも、急速に数が減っていくのです。

※1 卵胞という膜に包まれた細胞で、成熟すると中から卵子を排出する

卵子の数がいちばん多いのは、妊娠週数[※2]20週頃の胎児のときで、約700万個あります。それが、誕生時には100万〜200万個に減り、最初の月経の頃には、30万個にまで減少します。その後も徐々に減っていき、37〜38歳の頃には2万〜3万個となり、50歳頃にはほぼなくなって、閉経を迎えます。

二つ目の卵子の老化が「質の低下」で、妊孕性が低下します。妊孕性は30歳を過ぎる頃から低下していきますが、30代前半は下がり方が緩やかで、37・5歳から急降下します。自然妊娠のタイムリミットは37・5歳と思っていたほうがいいのです。

妊孕性の低下は、卵子の染色体[※3]に異常があるものが増えることが原因です。染色体異常の割合は、35歳より若い女性は3割程度で、それ以降だんだんと増えていき、44歳頃には9割にも達します。染色体に異常があると、受精しない、あるいは受精しても途中で成長が止まって、流産してしまいます。

※2 最後の生理の開始日を0日とし、0日から6日目の7日間を1週として数え始める

※3 遺伝情報を伝える物質。正常な卵子の染色体は23本だが、染色体異常では24本あったりする

女性の一生と卵子の数の変化

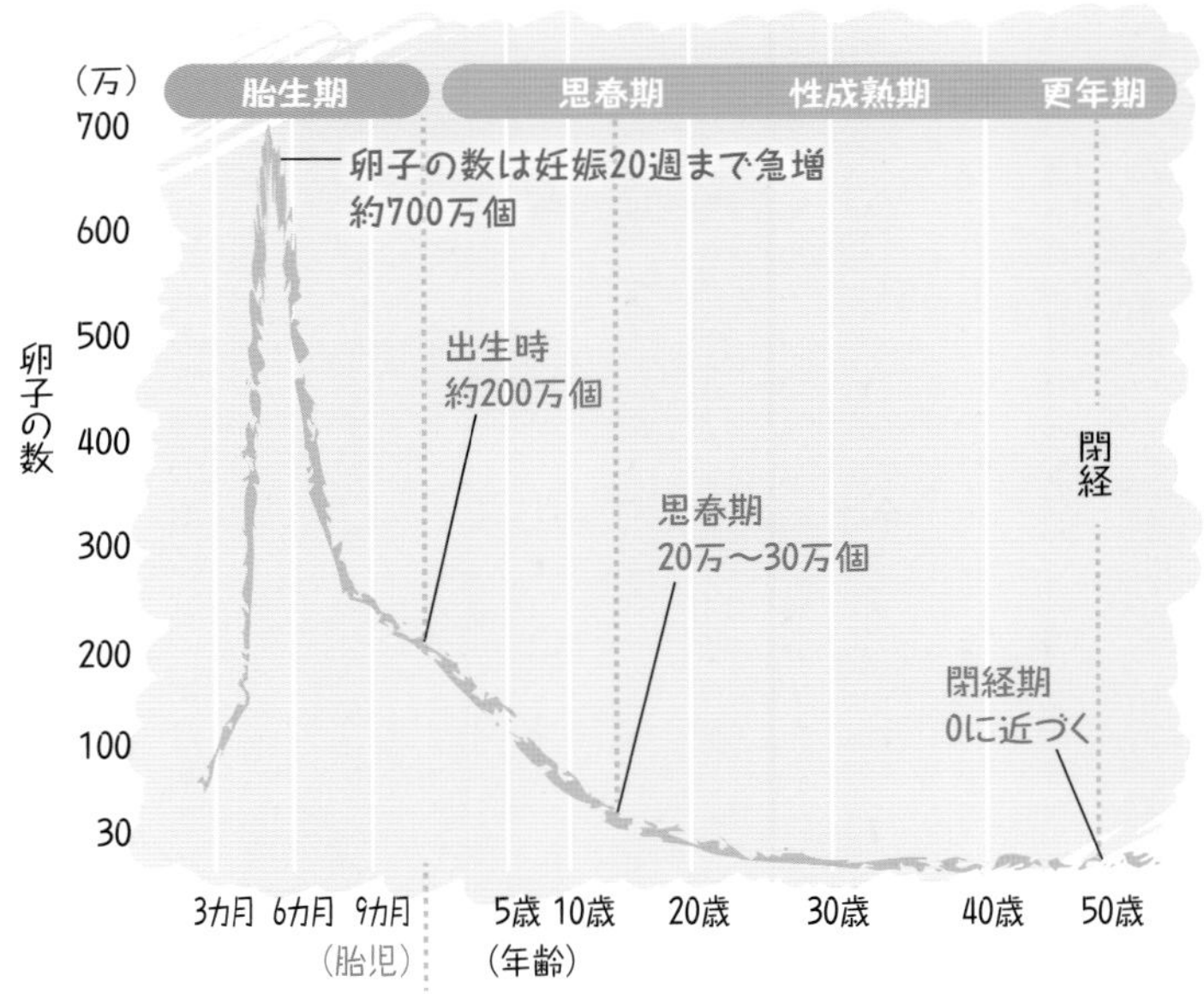

出典：Baker TG, Gametogenesis, Acta Endocrinol Sullpl. 1972, 166; 18-42
をもとに一部改変

卵子（原始卵胞）が減る理由はいくつかの説はあるが、まだわかっていない

4

自分は20代で健康だから不妊なんて関係ないと、思っていませんか？

20代の既婚女性も10人に1人が不妊の検査や治療を受けている

女性が自然妊娠をして出産する確率が高いのは、20代から30代前半です。特に20代はいちばん高くなっています。ところが、結婚した20代女性のうち、10人に1人が不妊の検査や治療を受けています。若くて健康でも、妊娠できるとは限らないのです。

健康な20代の女性が妊娠できない場合、卵子と精子のすれ違いが考えられます。基本的に卵子は毎月1回、1個排卵され、寿命は1日程度なので、自然妊娠するチャンスは毎月1日しかありません。一方、精子は射精後2～3日は生きているので、排卵する2日前の性交が、もっとも妊娠する確率が高いとされますが、それでも妊娠する確率は2割程度といわれています。

月経周期が28日の女性の場合、月経開始日から14日目に排卵されます。ですが、月経周期には個人差や同じ人でも変わることがあって、25～38日は正常範囲内とされています。排卵される日は、月経周期によって違ってくるので、正確な排卵日を知るのは難しいのです。

排卵が近づくと、基礎体温[※1]が月経の頃より下がってくるので、毎日検温することで排卵日を予測する方法がありますが、体温は体調によって変わることもあるため、確実とはいえません。自然妊娠を望むなら、医師が排卵の時期[※2]をチェックするタイミング法という不妊治療を受けたほうが、妊娠する確率が高くなります。

※1 安静時の体温。毎朝、目が覚めたら起きる前に測る

※2 超音波（エコー）検査で、卵胞の大きさを測定。約2㎝が排卵の目安となる

●1000人に1人が20代で閉経

注意したいのは、月経が時々なかったりする月経不順の女性です。40歳未満で閉経する早発閉経の可能性があるからです。大部分は原因不明で、20代で1000人に1人、30代では100人に1人が発症するといわれています。早発閉経だと、卵子が通常より速いスピードで消失したり、排卵していなかったりするので、自然妊娠が難しくなります。

いずれ月経がくるだろうと放置せず、婦人科などで早めに検査を受けることをおすすめします。診断が早ければ、子どもが欲しい人は顕微授精※3で妊娠できる可能性があります。今はパートナーがいないけれど、いつか子どもが欲しいと思っている人は、卵子凍結保存※4という選択をすることもできます。

※3 顕微鏡を使って、1個の卵子と1個の精子を受精させる治療

※4 卵子を採卵して、マイナス196℃の液体窒素で凍結して保存する

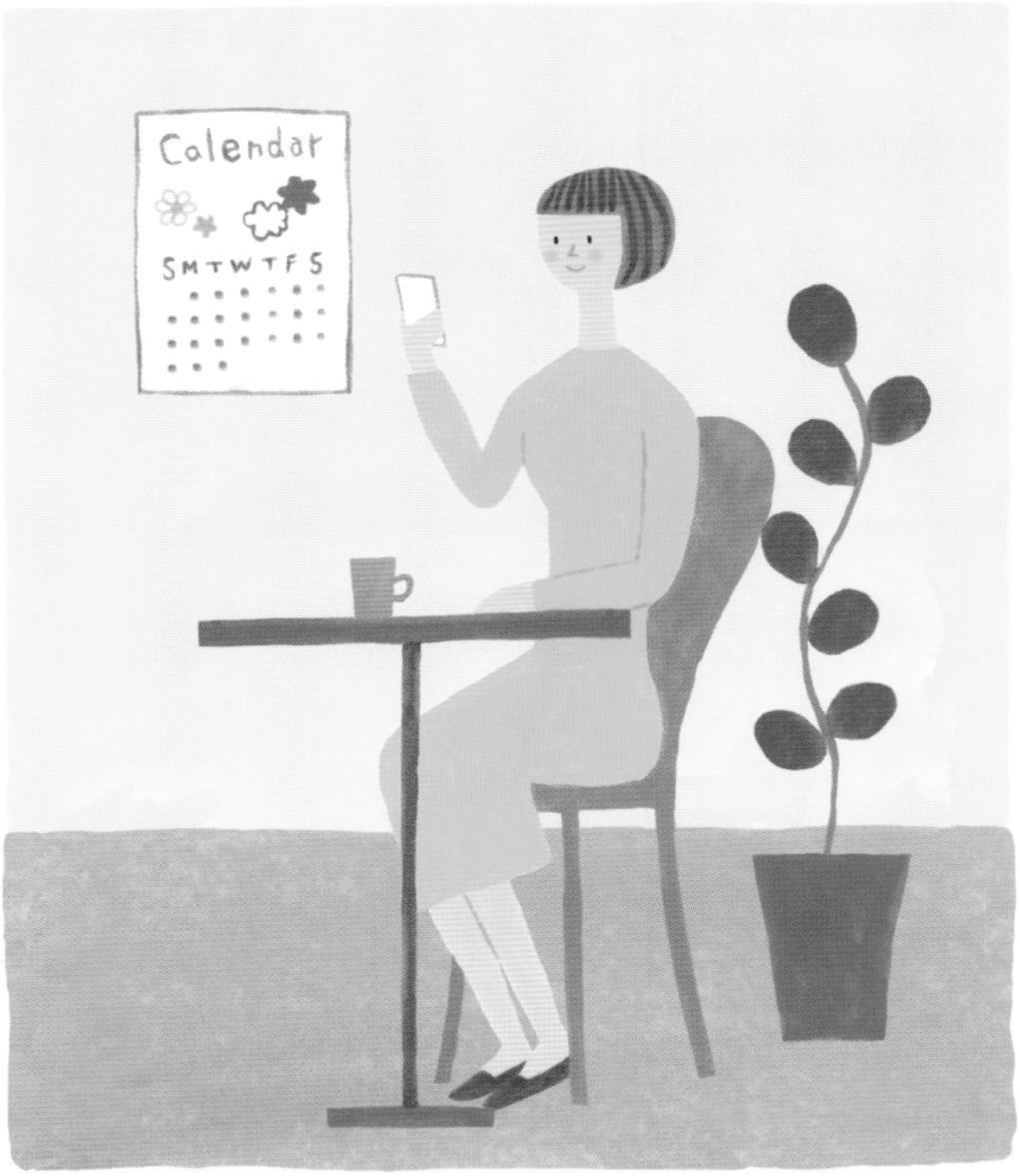

基礎体温の低温期と高温期の差は0.3～0.5℃程度なので、婦人体温計と呼ばれる専用の体温計で舌下で測る

5

35歳以上の高齢出産はリスクが高いことを知っていますか？

35歳を過ぎると流産率が上昇特に40歳以上はハイリスク

35歳以上で初めて出産することを高齢出産と呼び、30代前半までの出産とは区別しています。35歳以上の妊娠・出産では、さまざまなトラブルが起きやすくなるからです。

いちばん大きな違いは、流産する確率が上昇することです。流産はどの年代にも起こり得ることで、20代から30代前半までは10～20％程度です。35歳でも20・3％と、ほとんど変わりませんが、年齢とともに上昇していき、40歳で33・6％、45歳以上では60％を超えてしまいます。せっかく授かった命を失う確率が、高くなるのです。流産を免れても、安心はできません。妊娠・出産の過程でのトラブルも増加します。医療技術の発達で、30代後半での妊娠・出産の安全性は高くなってきていますが、40歳以上では依然としてハイリスクです。

おかあさんや赤ちゃんの命が、危険に晒される可能性が高まる

高齢出産で増えてくるのは、前置胎盤[※1]と常位胎盤早期剥離[※2]です。胎盤は妊娠すると、子宮の中に新たにつくられる臓器で、赤ちゃんに酸素や栄養を補給します。前置胎盤は、この胎盤が子宮の出口を塞ぐように形成された状態をいいます。こうなると、赤ちゃんは子宮から出られなくなってしまうので、

※1 20代は1％以下、30代後半～40代前半は2～3％、40代後半は4％以上といわれる

※2 40歳以上は、35歳以下の2倍以上多いといわれている

子宮を切開する帝王切開※3という手術で取り上げます。それで赤ちゃんの命は救うことができますが、このとき胎盤が子宮に癒着していた場合、子宮から大量出血して、おかあさんの命が危険に晒《さら》される可能性があります。常位胎盤早期剥離は、胎盤が子宮の出口を塞がない場所に形成されたのに、出産する前に剥がれて落ちてしまう病気です。胎盤が剥がれると、赤ちゃんは酸素や栄養を得られなくなるので、この場合も帝王切開で取り上げることになりますが、亡くなってしまうこともあるのです。

妊娠中の危機を乗り越え、出産に至っても、まだ安心はできません。年齢とともに、筋肉や血管は確実に老化しています。赤ちゃんの産道となる膣の柔軟性が失われて硬くなり、難産が増えてきます。また、出産するときの出血量が多くなり、血が止まりにくくなります。出血を止めるために、子宮をお腹から取り出すしかない場合もあります。高齢出産には、このような危険性があることを知っておいてください。

※3 一般的には、帝王切開で出産できるのは3回まで

妊娠率と流産率

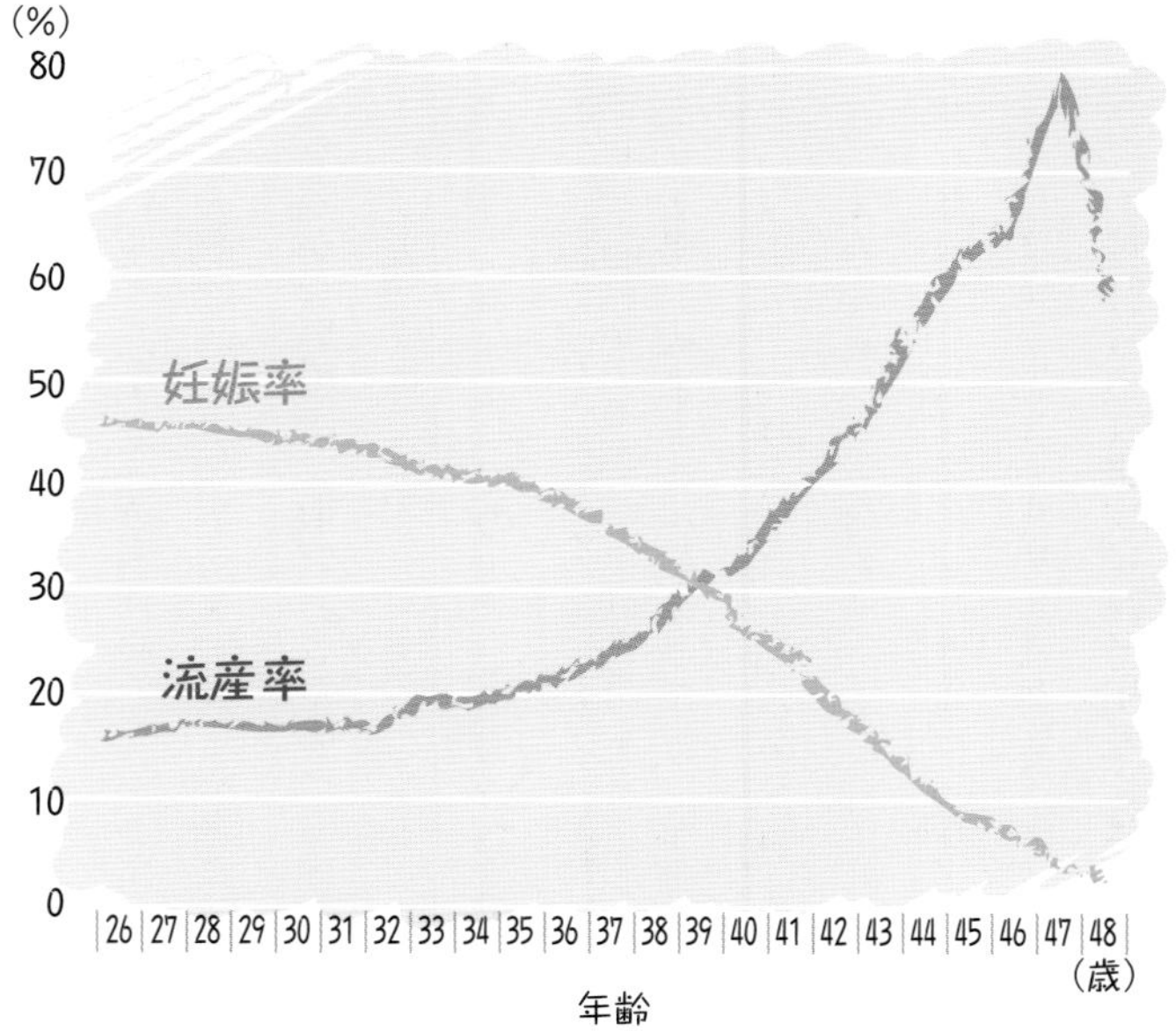

出典：日本産科婦人科学会「ART 妊娠率・生産率・流産率」. 2017,
より引用改変

39歳から、流産率が妊娠率を上回る

6

16人に1人の子どもが体外受精で生まれたことを知っていますか？

●世界で800万人、日本では70万人が体外受精によって誕生している

2017年に日本で生まれた子どもの人数は、94万6065人※1でした。そのうち、体外受精で生まれた子どもが、5万6617人もいました。なんと16人に1人が、体外受精によって誕生しているのです。思っていたより、ずいぶんと多いのではないでしょうか。これまで生まれた体外受精の子どもの人数は、世界で約800万人、日本では約70万人といわれ、増

※1 2016年に比較すると3万918人も減って、過去最少を更新

加の一途をたどっています。体外受精は子どもを授かるための方法の一つとして、当たり前になっているといっていいでしょう。

ところで、体外受精とは具体的にどんな不妊治療かご存じでしょうか。体外受精は、卵子と精子を体の外に採り出して受精させ、受精卵を子宮に戻して着床させる医療のことです。

テレビや新聞で報道される場合は体外受精といわれることがほとんどですが、正式な総称は「生殖補助医療」で、最近は〝ART（アート）〟といわれています。アートは、生殖補助医療の英語表記“Assisted Reproductive Technology”の略称です。芸術を意味するArt（アート）と間違えて、あたかも子どもを創造するかのように受け止める人もいますが、ARTの〈A〉はアシスト、助けるという意味です。

ARTで行う体外受精には2種類の方法があります。複数の卵子と複数の精子をシャーレ上で混ぜて自然に受精させる方法と、もうひとつは、顕微鏡と細いガラス管を使って1個の卵子に1個の精子を授精させる方法です。後者を顕微授精といい、人為的に精子を授けることから、受精ではなく授精と表記します。どちらの場合でも、受精した卵子は「受精卵」といわれます。

●顕微授精は自然妊娠にならった医療技術

精子を1個だけ使う顕微授精に対して、競争をしていない精子から丈夫な子が産まれるのかと心配する方がいらっしゃいます。自然妊娠でも卵子に受精できる精子は1個だけですが、1回の射精で1億個以上の精子が放出されて競争するので、受精できる精子は生命力が強い精子です。そのため、顕微授精では、形がよくて動きが活発な生命力が強い精子を授精させています。顕微授精は自然妊娠の受精プロセスにならった医療で、自然に反するようなものではありません。

ARTによる年別出生児数（2017）

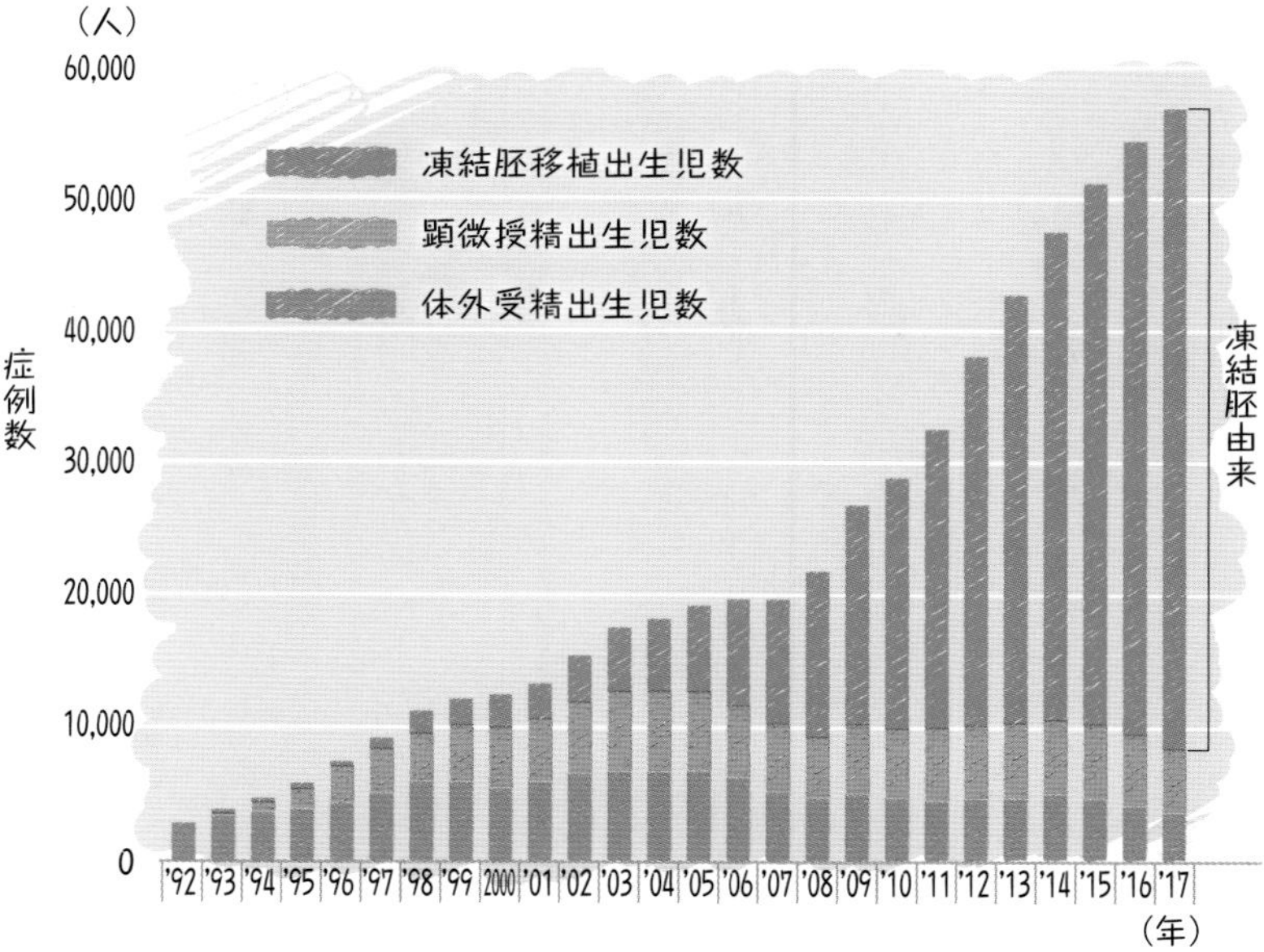

出典：日本産科婦人科学会「年別　出生児数」. 2017, より引用改変

凍結胚移植とは、顕微授精させた受精卵を凍結し、妊娠しやすいタイミングで子宮に移植する医療技術。凍結融解胚移植ともいう。２０１７年には、体外受精で産まれた子どもの約85パーセントが凍結胚由来となった

何十年も生き続け、受精できる卵子

卵子は妊娠3週目からつくられ始め、20週目には700万個に増えます。その後、急速に減り始め、誕生時には200万個。月経の始まる思春期には20万〜30万個。45歳ごろには一万個以下になり、閉経時には無くなってしまいます。

卵子が、なぜ、これほど、激しく増えて減ってゆくのか。その理由はまだわかっていません。しかし、卵子の不思議さは、これだけではありません。

ヒトの体は、約37兆個の細胞からできているといわれていますが、そのほとんどは3カ月単位で入れ替わっています。例えば、骨を形成している骨《こつ》細胞は、破骨細胞による破骨と骨芽細胞による増骨によって3カ月で新しくなっています。精子は、精巣でおよそ80日でつくられて、10日後には死滅してしまいます。

それに対して、卵巣の中で生き残っている卵子はつくられてから何十年たっても、受精して胎児になる能力を、ずっと維持できているのです。ホルモンの刺激を受けて成熟を始めるまでは、原始卵胞という形で休眠していることで、その能力が保たれているのかもしれません。残念ながら、その詳しいメカニズムについても、現時点では、何もわかっていません。あらためて、生命の誕生を支える卵子という細胞の底知れない不思議さに驚かされます。

第2章

キセキに近い妊娠のプロセス

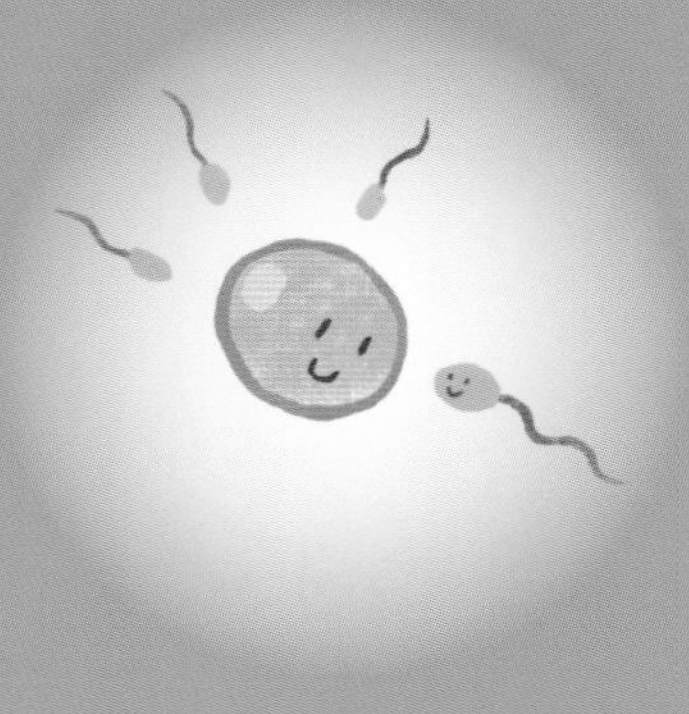

1

卵子の長い旅は母親の胎内から始まります

受精して3週間後に卵子のもとになる細胞ができる

妊娠の精緻で複雑なプロセスは、〝生命の神秘〟と称されます。ドラマにもたとえられる妊娠で、ヒロインとなるのは卵子です。人間は約37兆個の細胞[※1]でできているといわれますが、新たな命を産み出せる細胞は、卵子と精子だけです。とりわけ役割が大きいのは卵子で、多くの細胞のなかでも卵子は別格の細胞といえるでしょう。

※1 ヒトの体を構成する細胞は、体細胞と生殖細胞に分けられる。体細胞は、皮膚や神経、筋肉、内臓の細胞などのことで、個体の生命活動を担う。生殖細胞は、生命活動には必ずしも必要ではないが、次の世代をつくるのに欠かせない

卵子は母親の胎内にいる胎児のときにつくられることは、第1章でお話ししました。驚くべきことに、受精して3週目頃には「始原生殖細胞」※2と呼ばれる卵子のもとになる細胞がつくられます。始原生殖細胞は、卵巣を形成した後、卵子をつくるための「卵原細胞」※3になります。

卵原細胞は細胞分裂によって数を増やし、増えた細胞を「卵母細胞」※4と呼びます。この卵母細胞が、誕生したての卵子のもとなのです。卵母細胞は、すぐに卵胞という膜に包まれ、原始卵胞になります。このときの原始卵胞の大きさは、わずか直径0・03㎜しかありません。その小さな球形の細胞が、あなたの生命の源となったのです。不思議に思いませんか。

●思春期の頃に目を覚ます卵子

原始卵胞ができると、卵原細胞は消えてしまいます。そのた

※2 全ての卵子もしくは精子の源となる細胞。発生の初期に性差はないが、その後、体細胞の性によって、卵子もしくは精子へと分化することが決まる

※3 卵母細胞や卵子形成の出発点となる幹細胞。ヒトでは、胎児期の初期に、将来卵巣となる細胞群の分化によって形成される。卵祖細胞ともいう

※4 卵母細胞は減数分裂を経て、卵胞内で徐々に成熟し、卵子となる

め、原始卵胞が増えることはもうありません。卵母細胞は、胎児の頃に中身が変化していきます。卵母細胞には、46本の染色体が含まれていますが、染色体の数を23本にする減数分裂[※5]を起こし始めるのです。染色体を半数にするのは、受精したときに精子から23本の染色体を受け取って46本にするためです。減数分裂は卵子や精子をつくるために起こる特殊な細胞分裂で、これによって生まれてくる子どもは、母親と父親からそれぞれ半分ずつの染色体を受け継ぐことができるのです。

胎内で始まった減数分裂は、途中でストップしてしまいます。この、まるで〝眠れる森の美女〟のように休眠してしまった卵母細胞を「一次卵母細胞」といいます。一次卵母細胞が眠りから覚めるのは十数年後の思春期以降で、その後、数十年間にわたり、次々に減数分裂を再開します。減数分裂は、第一分裂と第二分裂の二段階に分かれていて、第一分裂を終えた卵子を「二次卵母細胞」と呼び、それが第二分裂しながら、約半年かけて

※5 減数分裂による染色体の組み合わせは、約840万通りある。受精卵の染色体の組み合わせは70兆通りにもなる。そのため、同じ両親から生まれても、兄弟姉妹で特性が異なる

ヒトの染色体数が保持されるしくみ

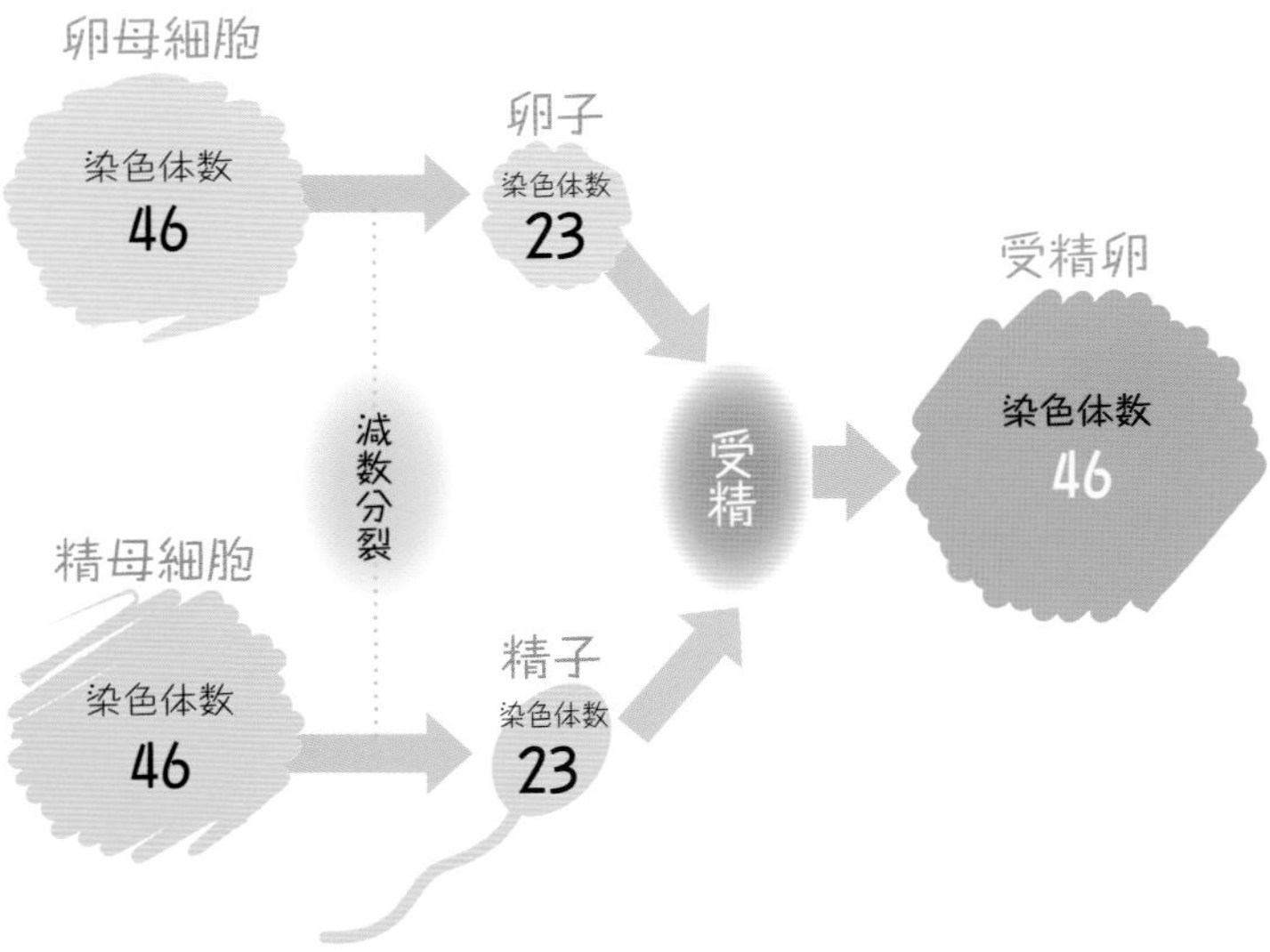

減数分裂の仕組みによって、生物は遺伝情報伝達の連続性と多様性を実現している

受精ができる卵子へと成長していきます。

卵胞は700倍にも成長する

受精可能な卵子を内包する卵胞を「成熟卵胞」と呼びますが、成熟卵胞の中の卵子は、約0・13㎜※6の大きさになっています。人間の細胞の平均的な大きさは0・006〜0・025㎜程度なので、卵子は非常に巨大で、人間の細胞のなかで、もっとも大きな細胞のひとつです。卵子がこれほど大きいのは、受精卵が成長するための栄養などが蓄えられているからです。

卵胞は、さらに巨大化します。成熟したときの大きさは、なんと約2㎝。最初は卵子とほぼ同じ約0・03㎜なので、約700倍にもなるのです。卵胞は成長するにつれ、卵子の成長に必要な卵胞液などで満たされるためです。卵子は長い時間をかけて、卵胞の中で守られ、大切に育てられているのです。

※6 哺乳類の間では、卵子の大きさにあまり大きな差はない。ネズミのような小型の哺乳類で直径約0.1㎜。ゾウやクジラのような大型の哺乳類でも直径約0.2㎜で、ヒトとほぼ同じ

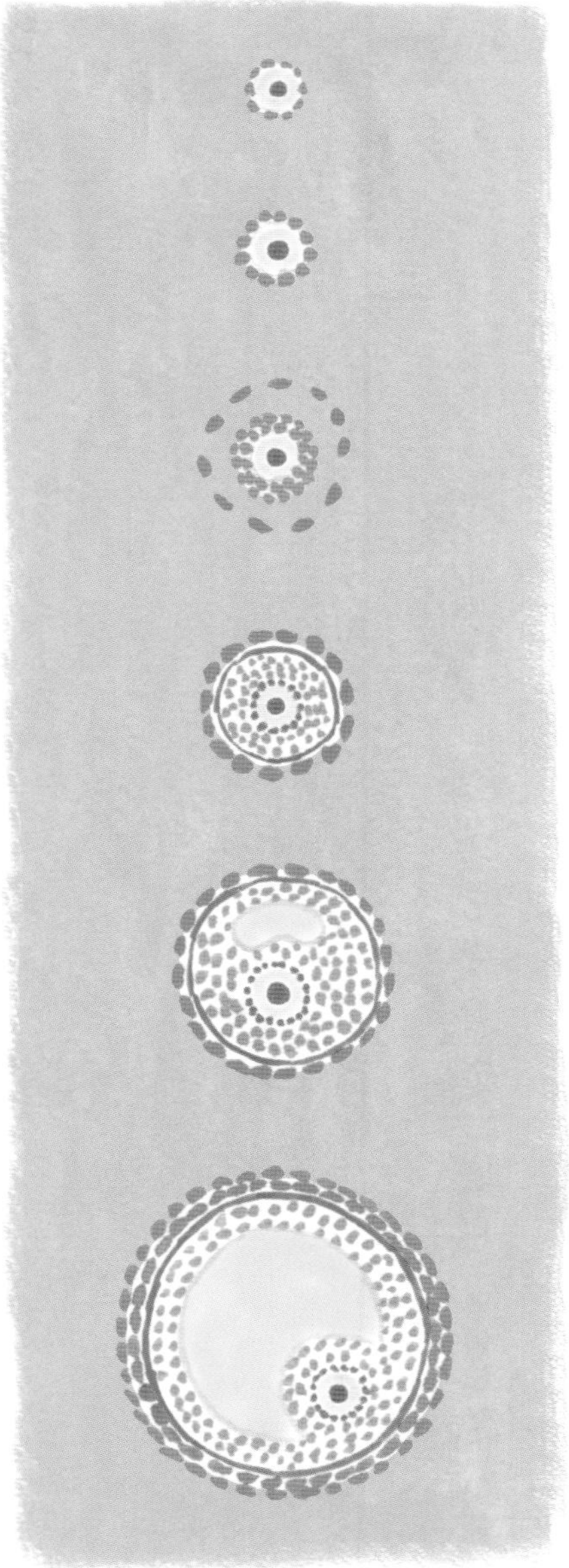

0・03㎜しかなかった卵母細胞は卵胞に守られ、減数分裂を経て、約0・13㎜の受精可能な卵子に育つ。卵胞は排卵直前には約2㎝に巨大化する

2

ヒロインが舞台に登場！精子との出会いで新たな命が生まれます

卵子は卵管にキャッチされて表舞台に導かれる

卵子が、妊娠というドラマの表舞台に姿を現すのは、月1回、1日限りです。月経開始日の約2週間後、いちばん大きく育った成熟卵胞を突き破って、卵子が卵巣から飛び出してきます。この現象が「排卵」と呼ばれます。卵子を排出した卵胞は「主席卵胞」と呼ばれます。卵胞はほぼ同時期に10個程度が成熟し始めますが、一つが主席卵胞に選ばれると、ほかの卵胞はしぼんで、※1消えてしまいます。

卵巣は子宮の左右に1個ずつある臓器です。長径2・5〜5cmぐらいの楕円形《だえんけい》をしていて、厚みは1cm前後しかありません。排卵は左右の卵巣で毎月交互に起こっていますが、腫れるような感覚や痛みを感じる方もいらっしゃるようです。

排出された卵子は、どこへ行くのでしょうか。ほとんどの方は子宮だと思うようですが、実は違います。腹腔《ふくくう》といわれるお腹の空間に排出されるのです。命綱を着けずにバンジージャンプをするようなものですが、ご安心ください。卵管が素早く卵子をキャッチして、中に取り込みます。

卵管は長さ10cm前後の細長い管で、子宮の左右に1本ずつあります。内側の直径は細い部分が約1mm、太いところでも1cmほどです。両端は卵管采《らんかんさい》と呼ばれ、イソンギンチャクの触手のような形になっています。この卵管采で排出された卵子をキャッチして、卵管膨大部という卵管の一番広い部分に収めま

※1 しぼんで消えてしまう
卵胞を閉鎖卵胞という。大多数の生殖細胞は性成熟前に原始卵胞内の一次卵母細胞の段階でアポトーシスにより死滅してしまう。成熟した卵子として排卵に至る卵母細胞は、一生の間に400個程度に過ぎない

女性の生殖器官

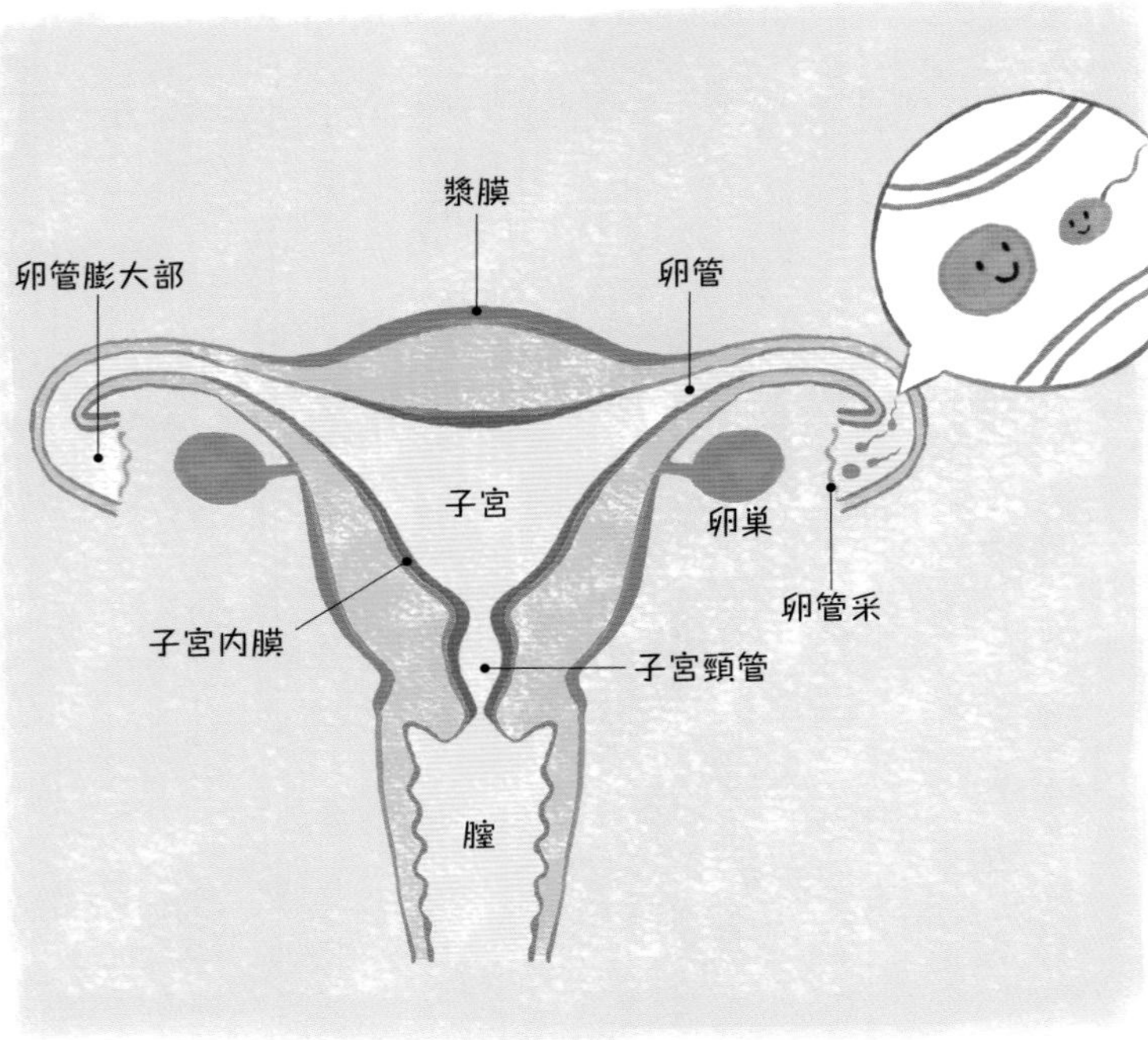

卵巣内の卵胞から排卵された卵子は卵管采にキャッチされ、卵管内に移動。膣から子宮をさかのぼり、卵管内にたどり着いた精子と出会い、受精する

す。卵子は卵管によって、表舞台に導かれるのです。

精子が卵子に出会える確率は0・0001％

卵管は、卵子と精子の出会いの場でもあります。精子は射精によって膣から女性の体内に入り、子宮を通過して、卵管へと向かいます。精子の全長は０・06㎜程度で、オタマジャクシに似た形をしていて、自ら動くことができます。

射精したときに1億個の精子がいたとしたら、そのうち卵管膨大部まで行けるのは、１００個程度といわれています。生存率は、わずか０・０００１％です。膣と子宮頸管《けいかん》といわれる子宮の入り口には、殺菌作用[※2]があります。この殺菌作用によって、精子に含まれる雑菌は死滅しますが、同時にほとんどの精子も死んでしまうのです。でも、この過酷な試練を乗り越えさ

※２　乳酸によって酸性の環境をつくることで、雑菌などの侵入を防ぎ、清潔を保っている

えすれば、精子は卵管の中で3～5日は生きることができます。

その間に排卵され、運よく卵子に出会えたとしても、簡単には受精できません。卵子は透明帯という膜で覆われていて、これを破らないと中に入ることができないのです。精子は透明帯を破るために、頭部先端の先体から酵素※3を出しますが、精子1個では歯が立たないので、何個もの精子が卵子を取り囲むようにして、酵素を出しながら激しく動きます。すると、その中から精子1個だけが透明帯を通り抜けて、中に入ることができるのです。卵子に精子が侵入すると、酵素の作用によって卵膜が硬くなり、そのほかの精子が侵入できないようになります。

そして精子が、頭部から自分の染色体を放出すると、卵子はようやく第二分裂を完了して卵子と精子の染色体を合わせた46本が揃《そろ》い、受精が成立します。受精の瞬間は、まさに新たな命のスタートですが、受精イコール妊娠ではないのです。妊娠というクライマックスを迎えるのは、もう少し先になります。

※3 主にたんぱく質からつくられ、生体で起こる化学反応に触媒として機能する

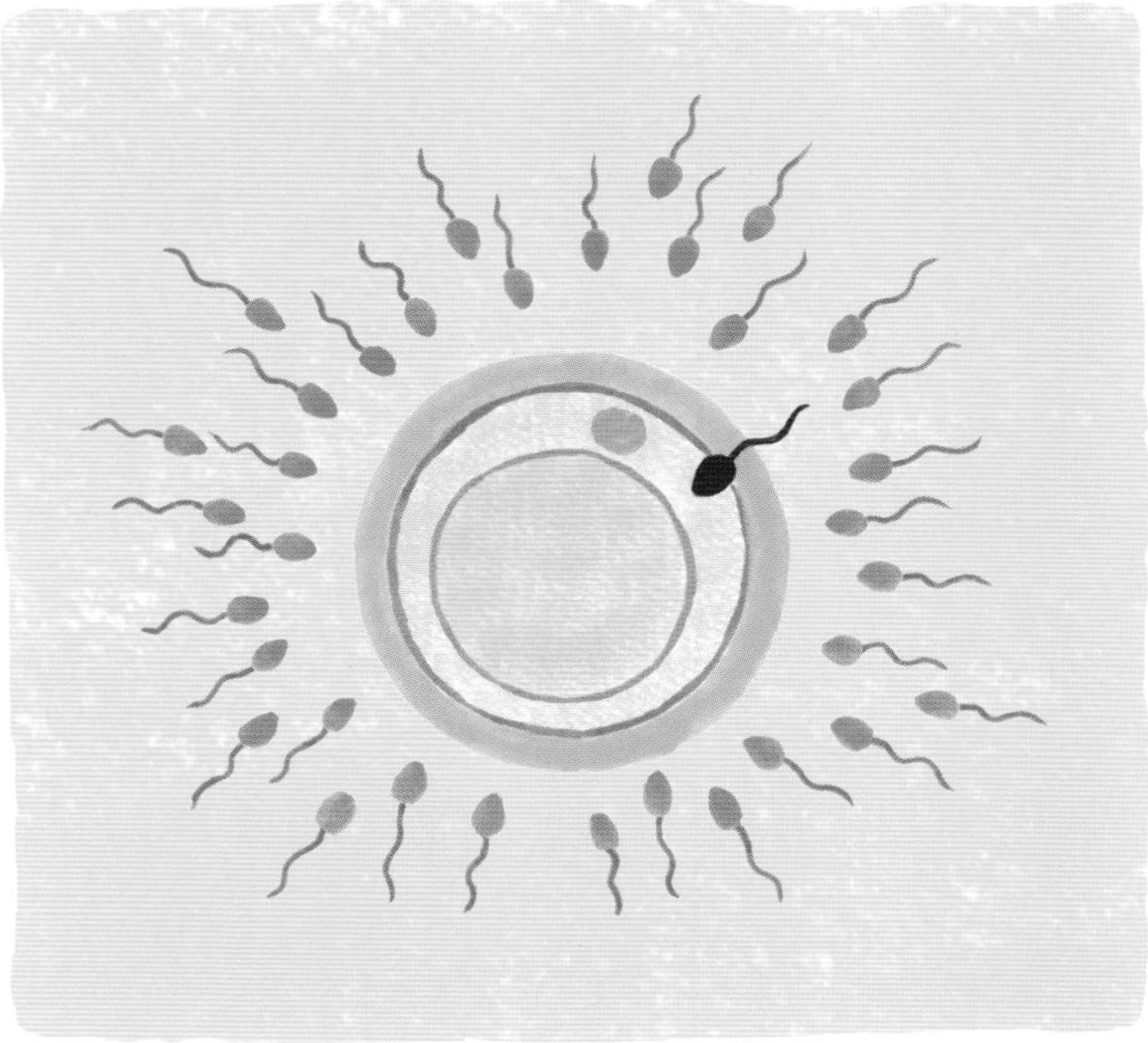

卵子に到達する精子の数が少ないと、透明帯が破れず受精できないこともある

3

子宮を舞台に約260日間かけて神秘のドラマが展開されます

受精卵が子宮に着床して妊娠は成立する

受精卵は約1週間かけて、卵管の繊毛運動《せんもう》[※1]によって子宮へと運ばれます。受精して2時間後ぐらいから細胞分裂を開始し、子宮に到着する頃には100個ほどの細胞にわかれ、「胚盤胞《はいばんほう》」[※2]と呼ばれるようになります。胚盤胞は透明帯という殻を破り、孵化《ふか》（ハッチング）してから、子宮の内側を覆っている子宮内膜に潜り込みます。この現象を「着床」といい、この着床をもっ

※1 細胞の表面に密生する繊毛と呼ばれる微小な毛が、一定方向になびくことで、物質を運ぶ

※2 受精卵は「胚」とも呼ばれ、胎児になる部分と胎盤になる部分が判別できるようになったら「胚盤胞」と呼ぶ

て妊娠成立とされています。

受精は観客のいない舞台公演のようなもので、その瞬間を人間が確認することはできません。一方、着床は確認する方法があります。着床後、胎盤の栄養膜細胞※3からｈＣＧ（ヒト絨毛《じゅうもう》性ゴナドトロピン）というホルモンが分泌され、尿にも含まれるようになります。次の生理の予定日にあたる妊娠４週頃に、市販の妊娠検査薬で調べれば、ｈＣＧが検出されて、妊娠の有無を確認できるのです。妊娠５週以降なら、産婦人科で超音波検査すれば、心拍で着床を確認できるようになります。子宮外妊娠といって、卵管などに着床する場合もあるので、産婦人科で受診することが大切です。

子宮は受精卵のためにベッドを用意

洋ナシを逆さまにしたような形の子宮は、受精卵を育む保育

※3 胚盤胞は、着床後に胎児になる内部細胞塊と胎盤になる栄養外胚葉にわかれている

器のような臓器です。実は子宮では受精する以前、排卵が近づいた頃から受精卵を迎える準備が始められているのです。通常、1㎜程度の厚さの子宮内膜が厚みを増して、10㎜ぐらいになっていきます。子宮は受精卵のために、ふかふかのベッドを用意しているのです。子宮内膜は着床する頃にはさらに厚みを増し、胚盤胞が育ちやすい環境※4を整えます。

妊娠していないときの子宮は、ニワトリの卵ぐらいの大きさしかありませんが、妊娠すると胎児の成長とともに、どんどん大きさを増し、最大で500倍にもなります。人間の臓器で、これほど巨大化する臓器はほかになく、子宮は特別な存在なのです。しかも、子宮はとても寛容です。人間には、自分の体を構成する細胞以外が体内に侵入してくることを拒絶する免疫反応といわれる働きがあります。しかし、子宮は父親という自分以外の遺伝子を半分もつ受精卵を受け入れ、ひとりの人間となるまで育みます。こんな離れ業ができる臓器は子宮だけです。

※4 排卵で破裂した主席卵胞は急激に変形し、黄体というステロイド産生細胞群となり、大量のエストロゲンとプロゲステロンを分泌し、子宮内膜を保たせる

胚の成長

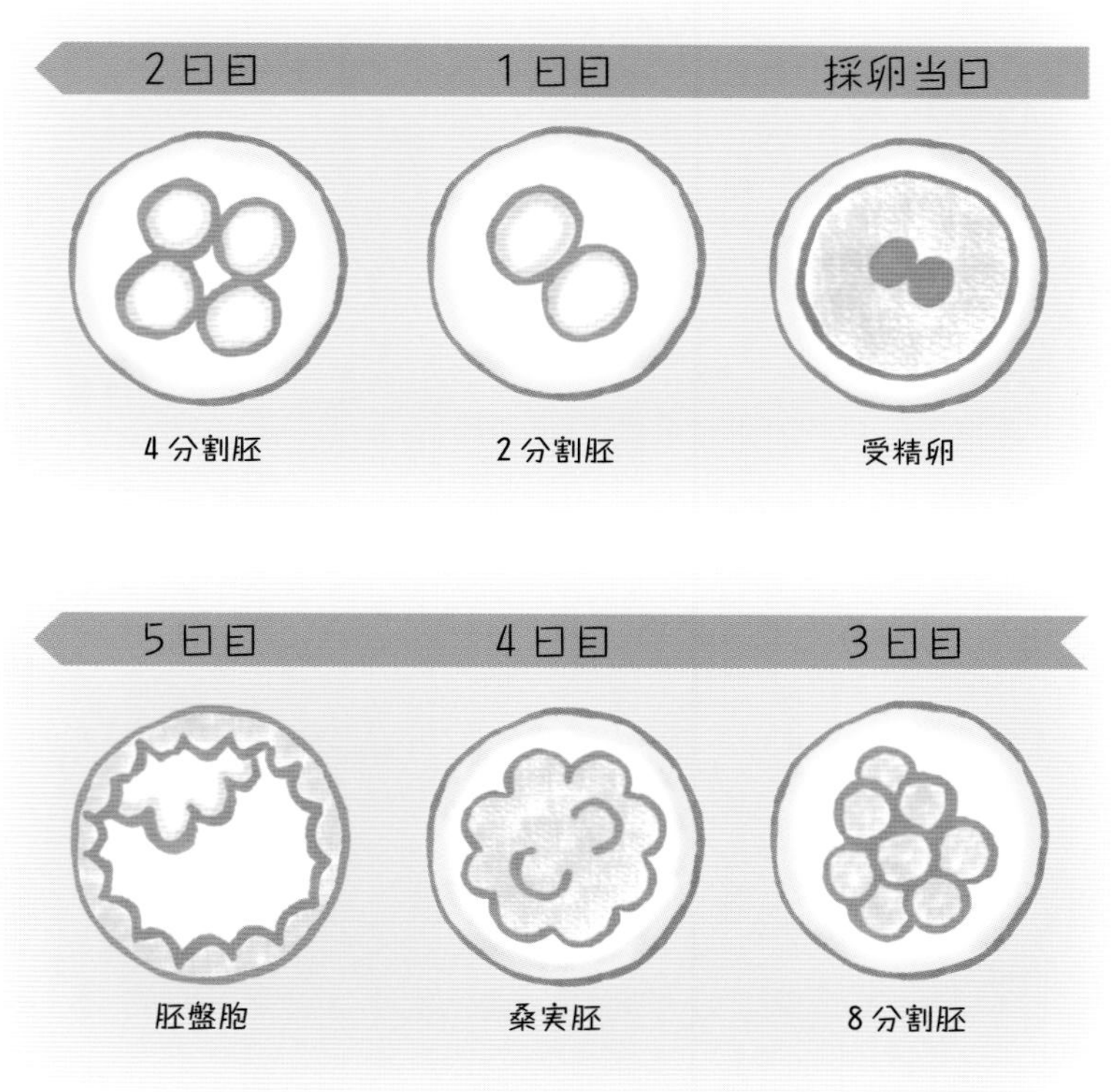

中央付近に、前核が2個現れる。各前核には、卵子と精子の染色体がそれぞれ含まれ、融合することで子どもの核になる。受精の翌日頃から2個、4個、8個と分裂し、わかれた細胞が融合した桑実胚(そうじつはい)を経て、5〜6日目ぐらいに胚盤胞となる

260日で受精卵から赤ちゃんへ

着床した胚盤胞は、妊娠4週頃から胎盤を形成し始め、15週頃にほぼ完成します。胎盤は胚盤胞の一部からつくられる臓器で、赤ちゃんの一部です。子宮に張り付いていて、中央付近からはへその緒（臍帯《さいたい》）※5といわれる太い管が伸び、胎児のへそとつながっています。胎盤は母親の血液から栄養や酸素を受け取り、臍帯を通して胎児へ運びます。

胚盤胞は分裂を繰り返して、200種類以上もの細胞をつくりだします。それぞれの細胞が心臓などの臓器、手足や目、鼻などになっていき、約260日※6かけて赤ちゃんへと成長していきます。

そのプロセスは、驚くほど精緻で複雑です。もし、ひとつでもうまくいかないと、赤ちゃんは誕生しないのです。妊娠のプロセスは、まさに〝キセキ〟に近いといえるでしょう。

※5 太さ2㎝、長さ50〜60㎝ほどで、中には3本の血管が通っている

※6 基準を受精日に置いた場合の日数。月経周期から計算すると280日となる

妊娠初期・中期・後期の胎児

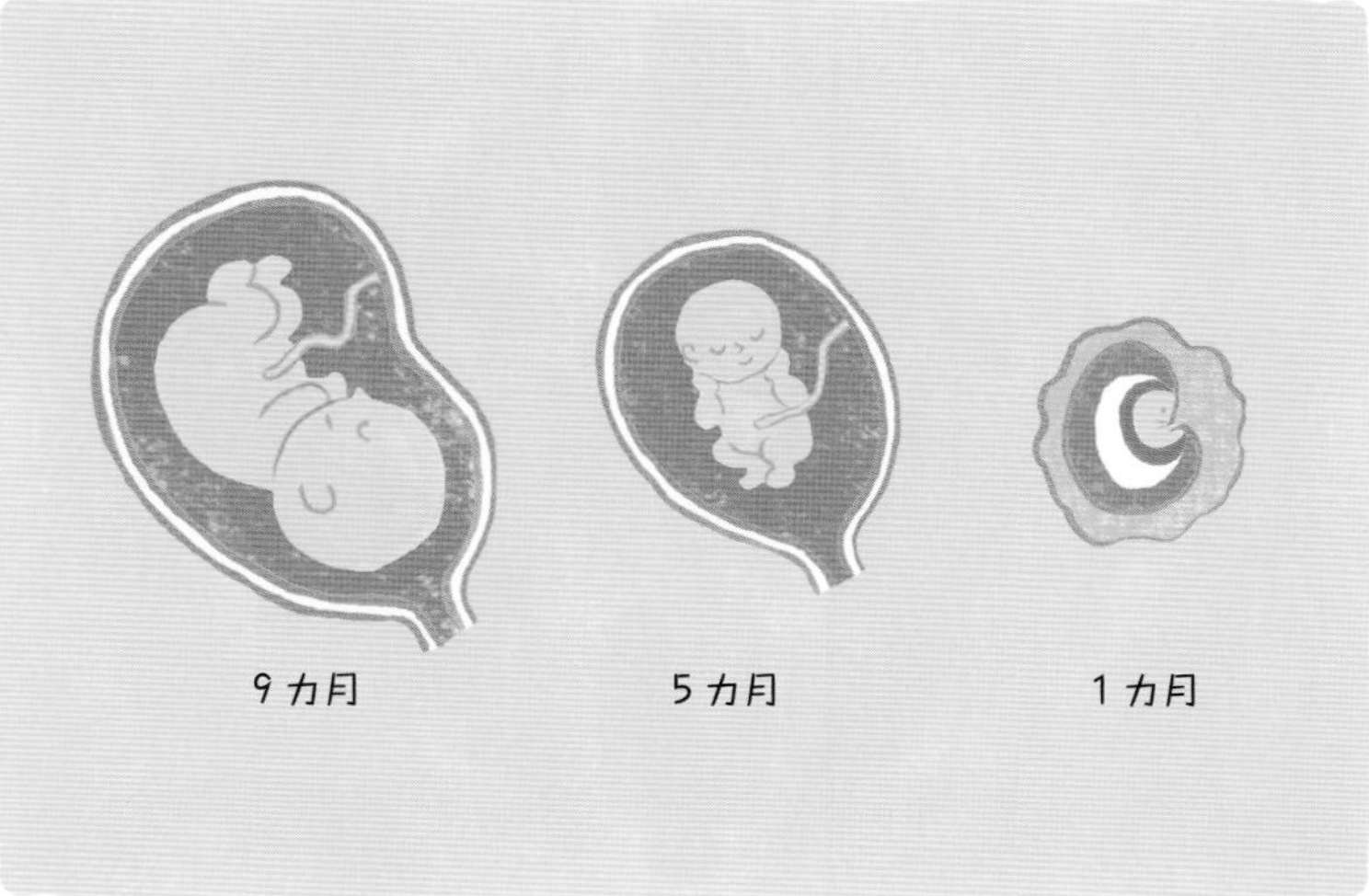

妊娠初期は各器官が形成される。赤ちゃんは約6㎝、10～15g程度に成長。妊娠中期には、約35㎝、1200g前後になって、活発に動くようになる。妊娠後期には髪がはえて、爪も伸び、出産時の赤ちゃんにどんどん近づく。大きさは約50㎝、3000gほどになる

4

ヒロインのパートナーとなる精子は、毎日、誕生しています

精子のもとになる細胞は思春期まで休眠する

妊娠は、パートナーとの共同作業です。共同作業を成し遂げるには、相互理解が欠かせません。相手のことを理解できていれば、何事もスムーズに進めやすくなりますからね。ヒロインの卵子のパートナーとなる精子の特性についての知識は、子どもが欲しいと思ったとき、役立つこともあると思います。

精子のもとは卵子と同じ、受精して3週目頃につくられる始

原生殖細胞です。不思議なことに、最初はまったく同じ細胞なのに、始原生殖細胞は性染色体の働きによって、卵子になったり精子になったりします。でも、卵子と違い、精子は始原生殖細胞の状態で休眠してしまいます。目覚めるのは思春期の頃で、陰茎の左右にある「精巣（睾丸）」の中で始原生殖細胞が分裂して「精祖細胞」に、次に精祖細胞が分裂して「精母細胞」となり、減数分裂※1を経て精子となります。精子の大きさは0・06㎜程度、形はオタマジャクシに似ています。始原生殖細胞から精子になるまでには、80日ほどかかります。

一生、精祖細胞が存在するため、精子は、毎日、新たにつくられ続け、生涯にわたって妊孕性《にんようせい》を保てます。つくられる精子の数は膨大で、1秒に数百個、1日に5千万〜1億個以上にものぼります。胎内でできた原始卵胞が減り続け、最後には無くなってしまう卵子とは、実に対照的です。

精巣でつくられた精子は、「精巣上体（副睾丸）」という精巣

※1 卵母細胞の減数分裂では卵子と極体にわかれ、極体は使われないが、精母細胞では、分裂したすべてが精子になる

数で勝負の精子と選抜される卵子

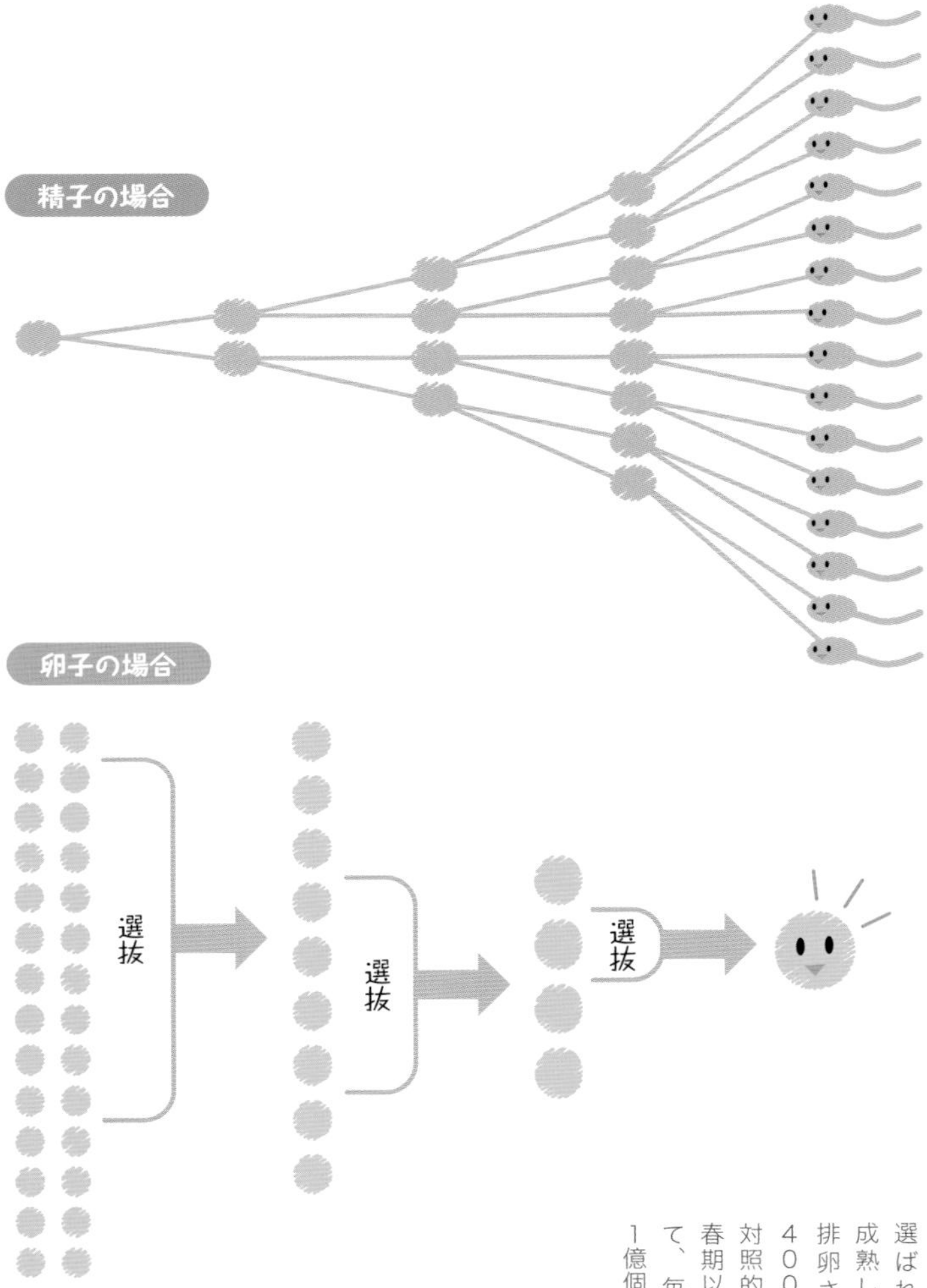

選ばれた卵母細胞が成熟して卵子になり、排卵される数が生涯400個程度なのとは対照的に、精子は、思春期以降、生涯を通じて、毎日、5千万〜1億個もつくられる

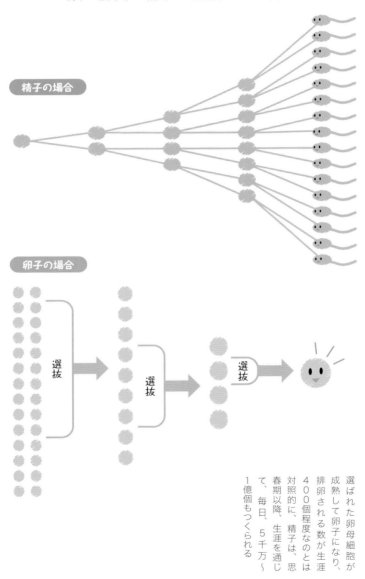

に付着している器官に移動して、ここで受精するための能力を養い、貯蔵されます。貯蔵できる数は、最大10億個と考えられています。貯蔵された精子は精巣上部から精管という器官に移動し、この間に運動能力を獲得します。精管は精子を運ぶ直径約3㎜、長さ約40㎝の輸送管で、蠕動《ぜんどう》運動によって「尿道」まで運び、射精が可能となります。精子の男性の体内での寿命は約10日です。

男性には精嚢《せいのう》と前立腺という生殖器があり、精嚢では精嚢液、前立腺では前立腺液がつくられ、射精時に精子と混ざり合って精液となります。つまり、精液=精子ではないので、射精はできているのに、なんらかの原因で精子が排出されていない事態が起こり得ます。カップルが不妊に悩んだとき、射精できているから自分には問題ないと考える男性がいますが、精子の有無は検査してみないとわかりません。

●精子も30代半ば頃から徐々に老化する

精子には弱点があります。それは熱に弱いことです。精子にとっての最適温度は34〜35℃で、体温より少し低いのです。そのため、精巣、精巣上体、精管の一部は、「陰嚢《いんのう》」と呼ばれる袋に包まれた状態で、体の外側にあって、熱を逃がす構造になっています。

毎日新しくつくられ、妊孕性を生涯保てる精子は、老化しないと考えられてきました。しかし近年の研究で、30代半ば頃から徐々に老化して、動きの悪い精子や染色体に異常のある精子が増えてくることがわかってきました。精子の役割は半分の染色体を卵子に届け、受精卵が成長できるようにすることです。精子の活動量や染色体に異常があると、受精できなかったり、受精しても流産したりする原因になります。

精子の老化

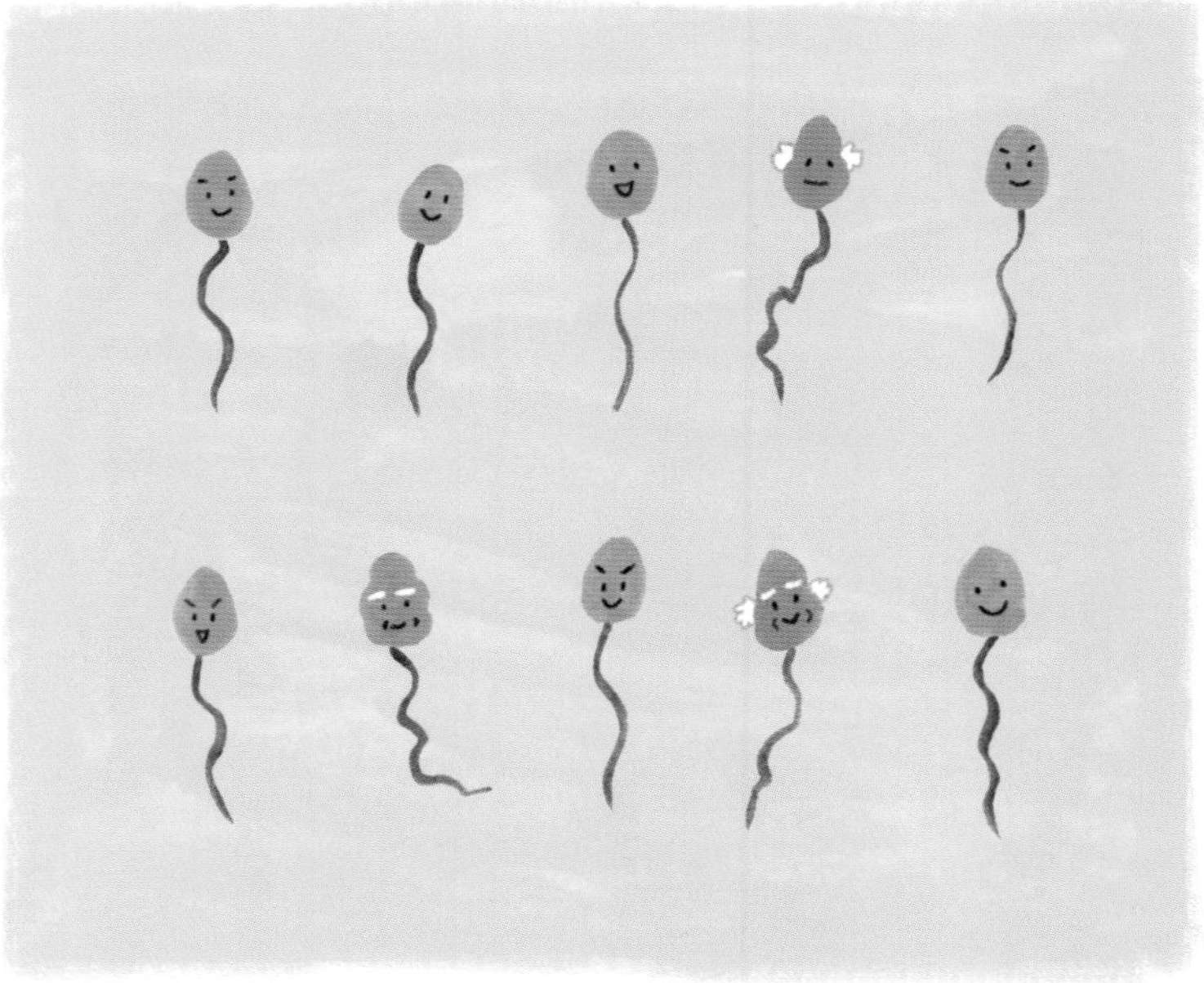

不妊や流産の原因を女性だけの責任にしてきがちだったが、最近は精子の老化にも原因があると考えられている

5

ホルモンという、受精、妊娠の優れた演出家がいます

●ホルモンがなかったら、妊娠は不可能

ドラマや舞台公演には、必ず演出家と呼ばれる人がいます。演出家の役割は、俳優がどんな演技をするのかを指導することで、演出家自身が表舞台に立つことはありません。実は妊娠というドラマにも、演出家がいるのです。それは、ホルモン[※1]という物質です。ホルモンには、体のさまざまな機能を調整する働きがあります。もし、ホルモンが分泌されなかったり、タイ

※1 生体内情報物質とも呼ばれる

ミングよく作用しなかったりしたら、卵子や精子は成熟できず、受精や妊娠することもできないのです。

ホルモンは脳や卵巣など多種多様な器官や組織から分泌され、血液中に存在します。現在、ホルモンあるいはホルモンのような働きをする物質は、１００種類以上発見されていますが、その総量はほんのわずかです。全身の血液の量が50ｍプール満杯の水ぐらいだとすれば、ホルモンの量はスプーン1杯分ぐらいに過ぎません。それでも、その働きは絶対的なものなのです。

妊娠準備を指示するのはホルモン

卵子や精子は思春期頃に目覚めて成熟を始めますが、これもホルモンの作用によるものです。脳には、ホルモンの司令塔ともいえる視床下部と脳下垂体という器官があります。まず、視床下部から「性腺刺激ホルモン放出ホルモン」が分泌され、脳下垂体がそのホルモンを感知すると、今度は脳下垂体から「卵胞刺激ホルモン（ＦＳＨ）」が分泌されるようになります。

この卵胞刺激ホルモンが卵巣に作用して、原始卵胞の成熟を促し、卵胞から「エストロゲン（卵胞ホルモン）」※2を分泌させます。エストロゲンは排卵が近づくにつれて増加し、子宮に作用して子宮内膜が厚みを増していき、受精卵の受け入れ態勢を整えます。つまり、ホルモンの分泌によって、卵巣や子宮などが一斉に、妊娠に向けて準備を始めるのです。

男性の場合は、性腺刺激ホルモンが精巣に作用することで、テストステロンというホルモンがつくられ、精子の形成や受精機能を促進させます。

ホルモンのユニークな点は、受け手が送り手にもなる双方向性です。たとえば、卵巣は排卵の準備が整うと、エストロゲンで脳下垂体に働きかけます。このようなホルモンのシステムを「フィードバック」と呼びます。

※2 思春期頃から分泌され、閉経するまで続く。妊娠や出産に深く関わるほか、髪や肌のうるおいを保ち、骨を維持したり、動脈硬化を防ぐなど、さまざまな働きで女性の体を守っているホルモン

ホルモンのシステム（女性の場合）

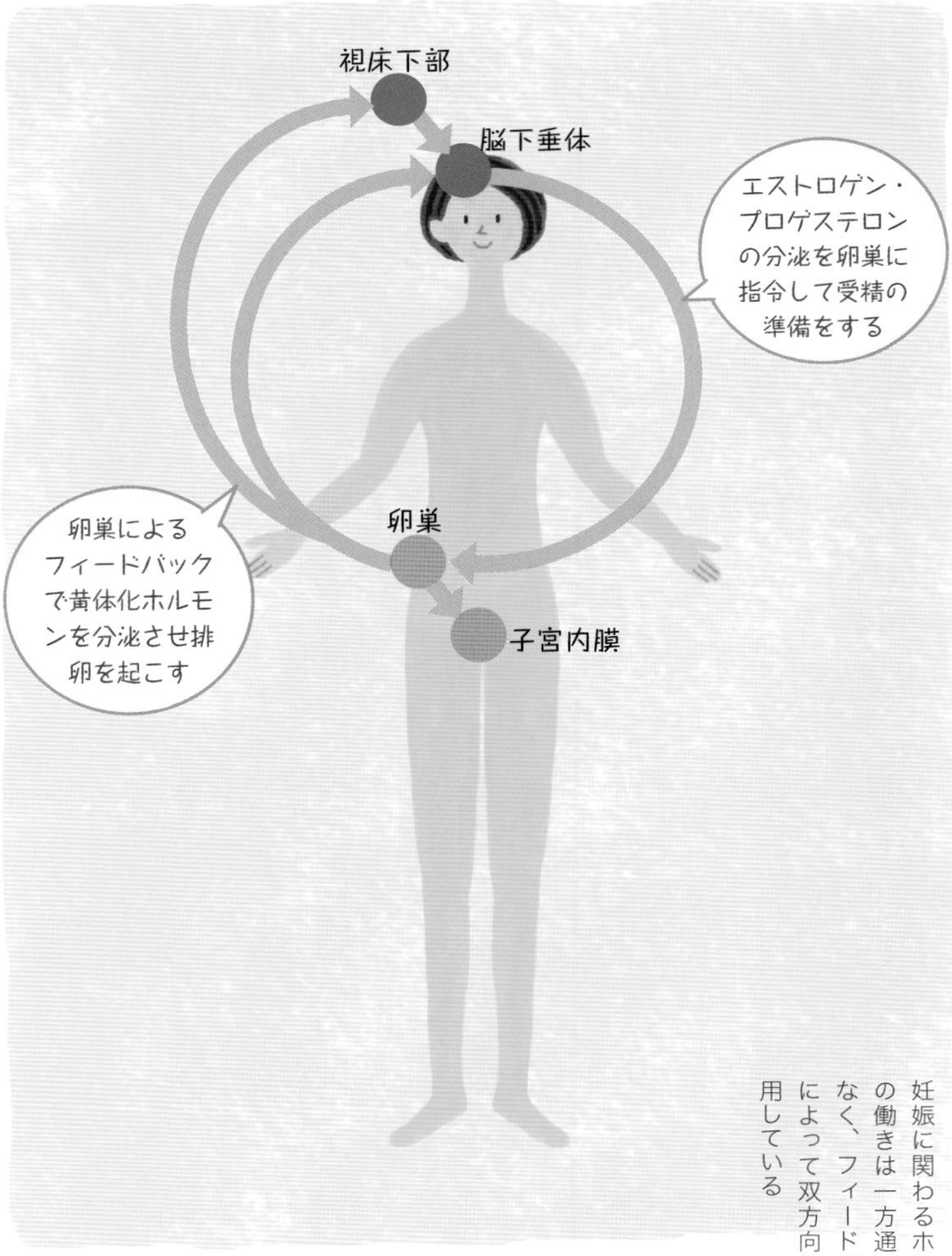

妊娠に関わるホルモンの働きは一方通行ではなく、フィードバックによって双方向的に作用している

●排卵後の卵胞がホルモンを分泌する

卵巣のフィードバックによって脳下垂体は、大量の「黄体化ホルモン（ＬＨ）」を放出します。この現象は「ＬＨサージ」と呼ばれ、排卵を指示する役割があります。また、排卵後に卵巣に残った卵胞は黄体化ホルモンの働きで、急激に黄体という黄色い組織に変化して、「プロゲステロン（黄体ホルモン）」※3を分泌します。このプロゲステロンによって、子宮内膜はさらに厚みを増し、妊娠状態を維持します。

一方、妊娠しなかった場合、黄体は14日ほどで白体と呼ばれる白っぽい組織に変化して消滅。卵胞ホルモンと黄体ホルモンの分泌量が減少します。そのため、子宮内膜は厚みを維持できなくなり、剥がれ落ちて血液とともに排出され、月経となります。受精や妊娠、月経はすべて、ホルモンの作用によって精妙にコントロールされているのです。

※3 妊娠状態を維持するために分泌されるが、肌の調子がわるくなったり、精神的に不安定になる人もいる

月経周期とホルモン

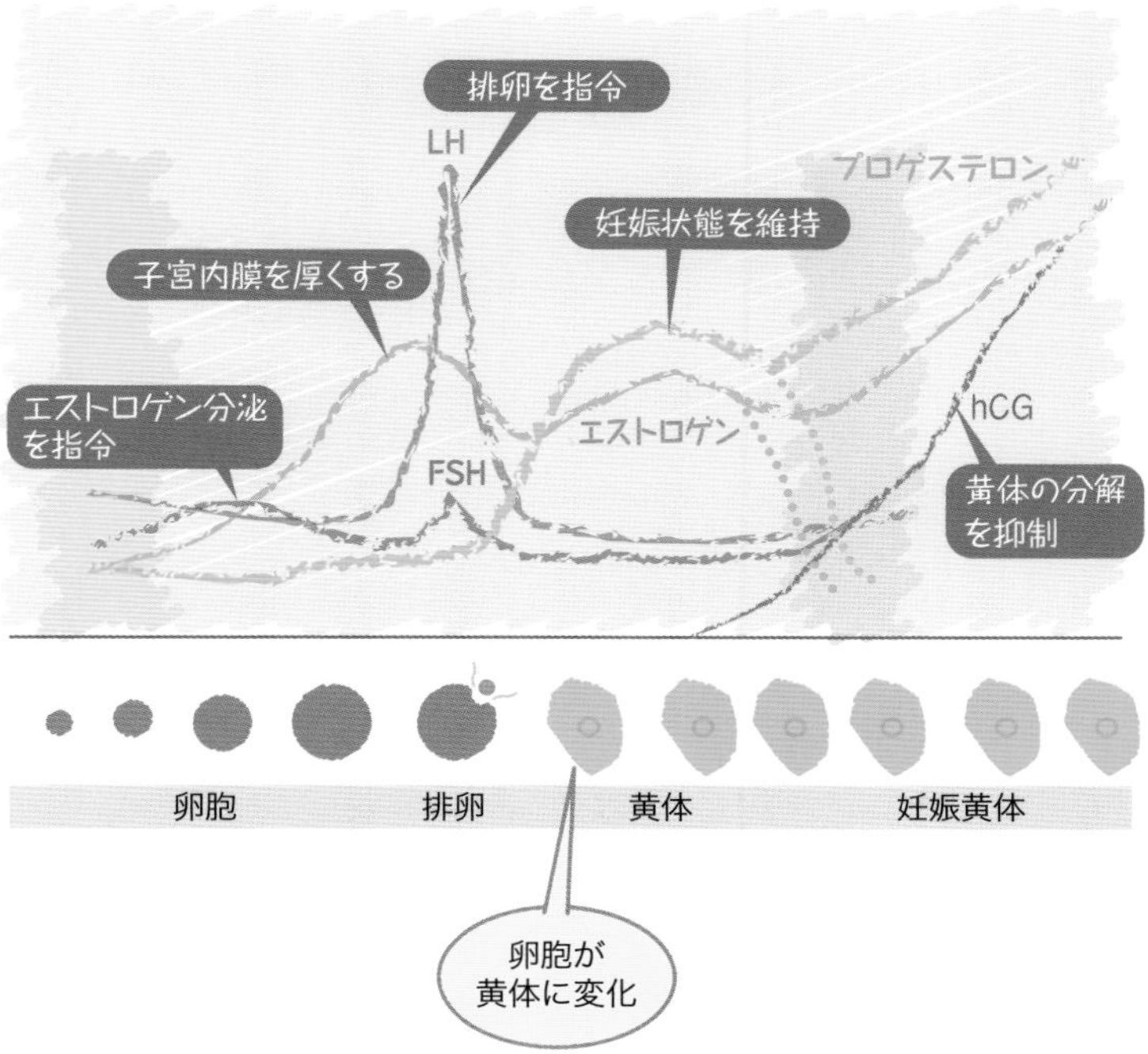
排卵を指令
LH
プロゲステロン
妊娠状態を維持
子宮内膜を厚くする
エストロゲン分泌
を指令
エストロゲン
hCG
FSH
黄体の分解
を抑制
卵胞
排卵
黄体
妊娠黄体
卵胞が
黄体に変化

ARTと文化的背景のこと

今でこそ、社会的に認められ、一般的な医療行為として、世界中で認知されている生殖補助医療（ART）ですが、その道のりは困難の連続でした。初期には、新聞など、メディアの論調も厳しく、体外受精の研究者がさまざまな妨害を受け、大学教授の職を失うというようなことも、実際に起こったようです。

特にヨーロッパでは、カソリックの総本山であるバチカンが体外受精に関して批判的な立場であり、体外受精のパイオニアであるロバート・エドワーズが2010年にノーベル生理学・医学賞を受賞したときにも、わざわざ不快感を表明しています。

こうしたことが実際のARTの運用にも影響を及ぼしており、たとえば、イタリアでは2004年に、体外受精による受精卵を「人」と同等に扱い、凍結は禁止。受精卵はすべて直ちに移植しなければならないとする法律が制定されました。その結果、体外受精の妊娠率は落ち込み、多胎妊娠が多発するなど不妊に悩む人々の不利益が社会的な問題となり、わずか5年後に凍結禁止は廃止されました。

なにが正しいのかではなく、科学的に実証されていることであっても、宗教など文化的な背景に大きな影響を受けるのは、人間の営為である以上、致し方ないことのように思います。

第3章

卵子凍結という選択肢

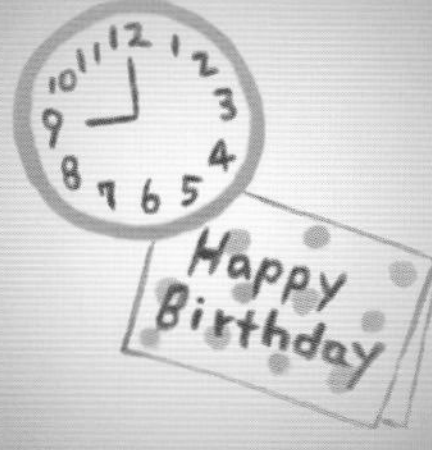

1

あなたのライフプランをしあわせに実現するために

卵子凍結はいわばタイムカプセル

第2章で見ていただいたように、妊娠・出産というヒトの生命誕生の営みはあまりにも精緻で複雑なものですが、生殖補助医療（ART）の目覚ましい発達によって、人間が少しだけ、そのプロセスを手伝うことができるようになりました。第3章では、その成果の一つである「卵子の凍結保存」という医療技術について、少し詳しくお話ししたいと思います。

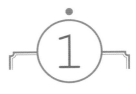

凍結保存というと、「そんなことして大丈夫なの?」とお感じになる方もいらっしゃるのではないでしょうか。結論から申し上げると、まったく大丈夫なのです。かつては、凍結した卵子の生存率は50%程度でしたが、現在はガラス化法[※1]という技術によって、融解後の卵子の生存率は90%以上を達成しています。卵子より生命力が強い受精卵(胚)だと、その生存率は98%以上にもなります。

マイナス196℃の液体窒素の中では、卵子の生命活動がほぼ停止するので、半永久的に保存することが可能です。凍結保存は卵子のタイムカプセルといっても過言ではありません。

●ライフプランに合わせて卵子を凍結しておくこともできる

過去には、日本での卵子凍結保存は、主に病気治療の過程で

※1 細胞を壊すことなく卵子を凍結させる技術。従来の凍結法では、細胞内の水分が氷の結晶となって細胞を壊してしまい、融解後の生存率を低下させていた。ガラスは結晶ではなく液体なので体積が変わらず細胞を壊しにくい

妊娠できなくなる恐れがある女性に対してのみ行われてきました。現在でも、白血病の骨髄移植や抗がん剤治療などは妊孕性《にんようせい》を損なう恐れが高いため、希望される方には治療前に卵子の凍結保存※2が行われています。

一方、健康な女性の卵子凍結保存※3に対して、日本生殖医学会は2013年にガイドラインを設けました。それによると、

●卵子を採卵し、凍結できるのは39歳まで

●凍結保存した卵子を使用できるのは本人のみで、44歳まで

となっています。40歳以上で採卵した卵子は妊娠する確率が非常に低く、45歳以上の妊娠・出産は危険性が高くなるからです。その理由は、第1章でお話ししたとおりです。また、ガイドラインでは同時に、「未受精卵子あるいは卵巣組織の凍結・保存の実施を推奨するものではない」ともいっています。

日本には自然を尊ぶ文化的背景があるので、不妊治療でも、まずタイミング法※4による自然妊娠からステップアップする

※2 妊孕性を損なう恐れのある病気治療を理由に、卵子凍結保存を行うことを医学的適応と呼ぶ

※3 健康な女性が、将来の妊娠に備えて卵子や受精卵の凍結保存を行うことを、社会的適応と呼ぶ

※4 正確な排卵時期を調べ、それに合わせて性交し、自然妊娠を目指す不妊治療法。排卵の2日前がもっとも成功率が高いといわれている

卵子は半永久的に保存が可能

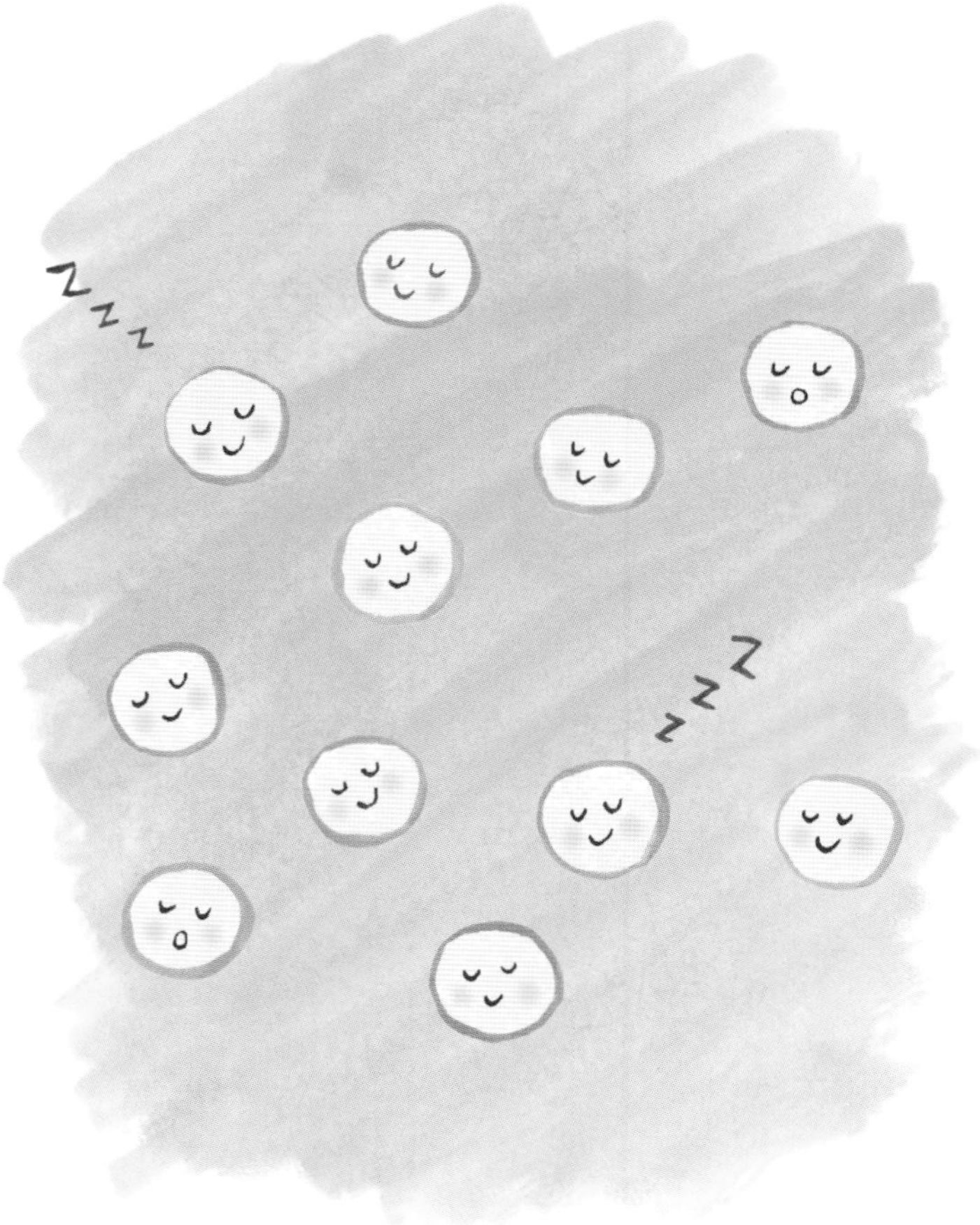

ケースが多いのです。私自身も自然な妊娠・出産がいちばん望ましいと考えている医療者の一人です。しかし、現実には、女性が仕事に邁進《まいしん》してキャリアを重ねるうちに妊娠適齢期を過ぎてしまい、ARTに頼っても希望どおりの結果が得られない方が非常に多いのです。2010年に日本で実施された体外受精の件数は世界最多でしたが、出産率はわずか6.2％。60カ国・地域の平均値20・1％を大きく下回っています。これは、日本のARTのレベルが低いわけではなく、治療を受ける年代のピークが40～41歳と諸外国に比べて圧倒的に高いためなのです。

いつ妊娠して出産するかは、あなたの自由です。でも、一つ申し上げておきたいのは、なるべく若い時期に自分の卵子を凍結保存しておけば、将来、子どもを産むというライフプランを実現したくなったときに、その望みを叶《かな》えられる可能性が飛躍的に高くなるという事実です。卵子凍結保存というタイムカプセルは、あなたのコウノトリになるかもしれません。

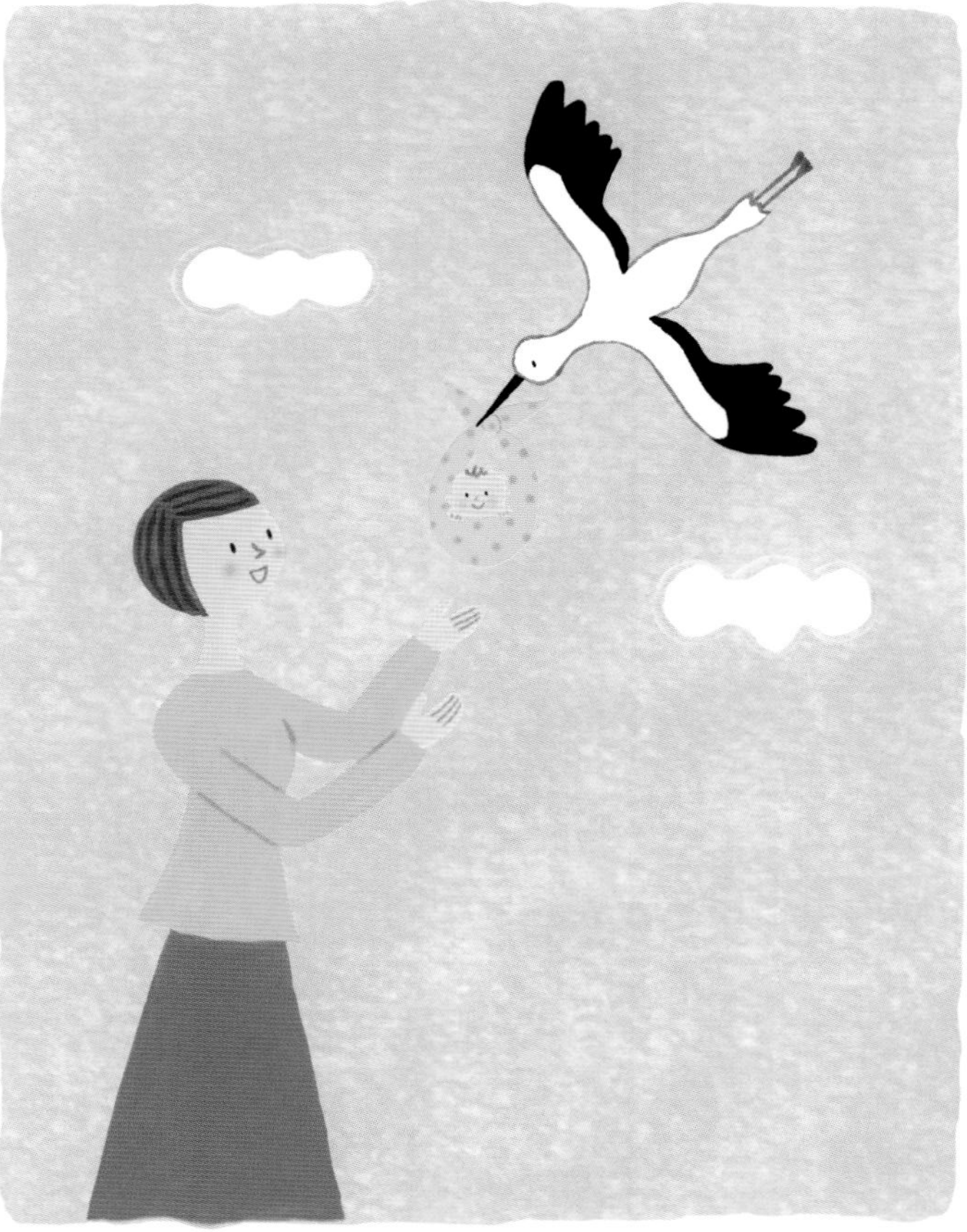

2

2人、子どもを授かるには、あなたのライフプランをどうすればいいと思いますか？

●妊孕性の高い若い卵子を凍結保存する

18歳から34歳までの未婚の男女の60％以上が子どもを2人欲しがっています。きっと、あなたも、そのお一人ではないでしょうか。ここでは、将来、その望みを実現するために役立つ、卵子凍結保存と「凍結胚盤胞移植」についてお話ししたいと思います。

第1章でお話ししたように、自然妊娠で2人のお子さんを望むのであれば、20代後半、できれば27歳までに1人目のお子さんをもうけることをライフプランに組み入れていただきたいのです。もし、それが難しそうなときは、なるべく若い時期、遅くとも31歳までに体外受精で1人目を出産して、良好胚盤胞を2個凍結保存しておけば、90%の確率で2人目のお子さんをもつことが可能になります。卵子の妊娠のしやすさ——妊孕性は、卵子が若ければ若いほど高いので、実年齢より若い卵子を使った胚移植は妊娠できる可能性が、さらに高くなるのです。

2人を産むために必要な卵子の数は？

体外受精した卵子がすべて胚盤胞に育つわけではないので、予備も含めた数を採卵します。卵子1個当たりの妊娠率は4.5～13%と決して高くないため、妊孕性が高い30代前半でも約10個の卵子[※1]が必要です。年齢とともに、胚盤胞に育つ確率は下が

※1 卵子が胚盤胞に育つ確率は2～3割。10個の卵子があれば、ほぼ確実にグレードのよい胚盤胞が得られる

り、妊孕性も下がるので、必要な採卵数は増え、38〜39歳では17個になります。左の表は1人を産むために必要な数なので、2人分には、この倍の卵子が必要になります。

採卵するためにはホルモン注射をして、人工的に卵子を成熟させる必要があります。採卵はエコーで確認しながら、膣から細い特殊な針を卵巣に刺し入れ、卵子を吸い取ります。多くは局所麻酔して10分程度で終わるかんたんな手術[※2]で済みます。

もし、31歳までに1人目を出産できそうもない場合でも、できるだけ若いときに、2人を産むのに必要な卵子を凍結保存しておけば、その後、採卵をしなくても済み、しかも、若い卵子は妊孕性が高いので、2人目のお子さんまで授かる可能性は十分にあります。年齢が上がるほど、一度に採卵できる卵子の数は減るので複数回採卵することになり、体への負担も増します。

パートナーがいらっしゃれば受精卵の、独身であれば卵子の凍結保存が、有効な選択肢になると思います。

※2　人によっては軽い痛みを感じる場合もある

ART において出産に必要な卵子の数

	胚盤胞発生率（%）	胚盤胞正倍数体率（%）	着床率（%）	流産率（%）	必要卵子数
30～32歳	51.9	60	65	10	10.2
33～34歳	51.3	60	65	10	10.5
35～37歳	47.4	50	65	10	13.5
38～39歳	46.4	40	65	10	17.0
40～41歳	41.9	40	65	10	18.3
42～43歳	35.9	30	65	10	28.1
44～45歳	27.0	20	65	10	53.0

出典：塩谷雅英『PGT-A/PGT-SR 実践ハンドブック』京野廣一，遠藤俊明，笠島道子編．医学書院，2020, 82-109 より引用改変

44～45歳では、1回にせいぜい5個くらいしか採卵できないので、53個を得るのに10回以上の採卵手術、しかも時間が1年近くかかるので、まったく現実的ではないことがわかる

妊娠率が大幅に上がる凍結胚盤胞移植という方法

マイナス196℃の液体窒素による凍結保存は卵子を半永久的に保存できるので、自然妊娠に比べて、妊娠・出産のタイミングや時期を自由に選べる利点があります。メリットはそれだけではありません。凍結保存の最大のメリットは凍結胚盤胞移植による妊娠率の大幅な向上です。

「新鮮胚移植」※3の場合、採卵した卵子を体外受精させ、2〜3日後に子宮へ移植します。凍結胚盤胞移植では受精卵を胚盤胞に育ててから、いったん凍らせ、採卵した月経周期に戻すのではなく、別の月経周期の子宮内膜が厚くなるタイミングを見計らい、融かして移植します。新鮮胚移植の妊娠率が約20％なのに対して、凍結胚盤胞移植では、約50％もの妊娠率を得られています。

※3 受精した胚を凍結せずに移植するので、「新鮮」と呼ばれる

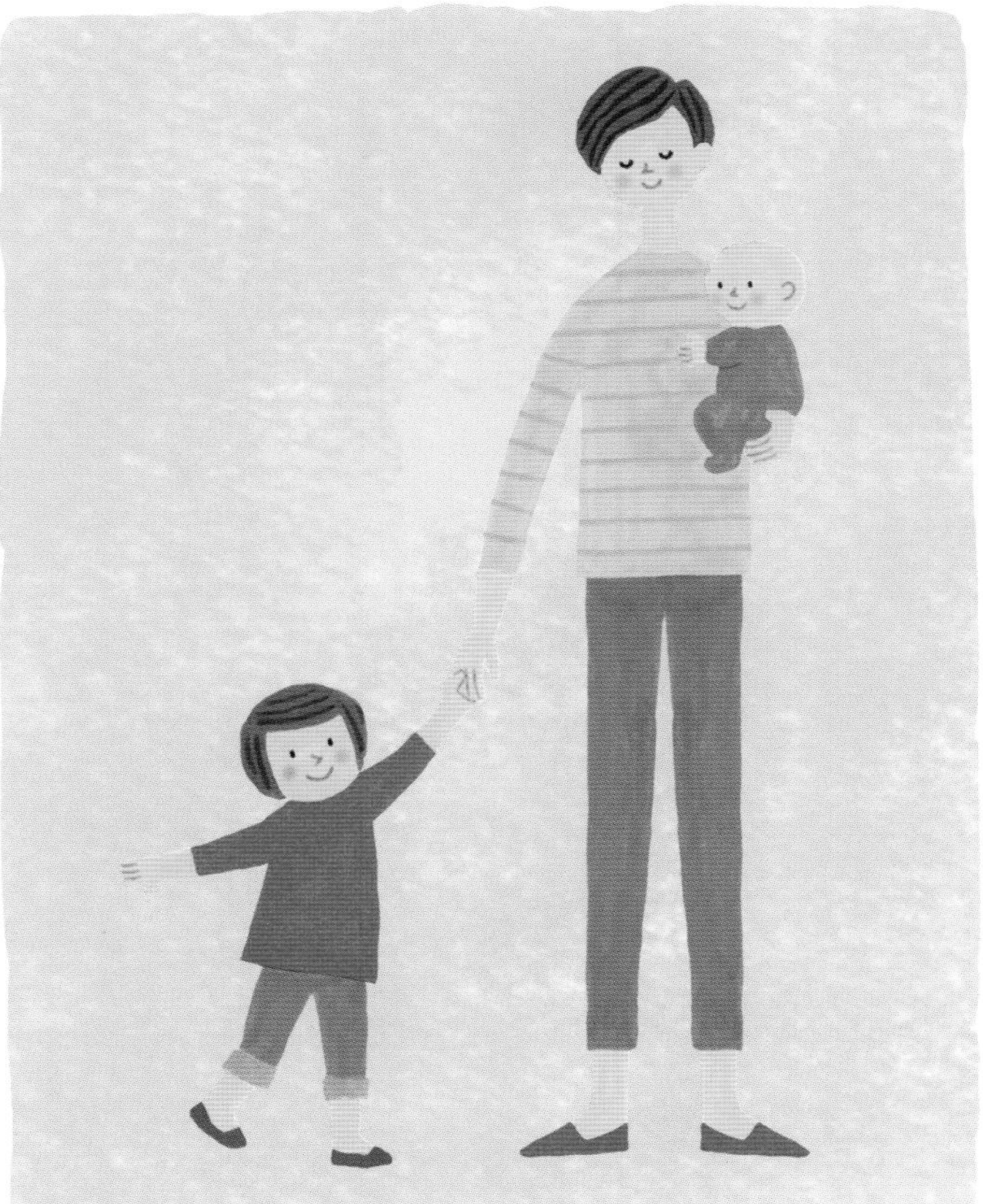

3

体外受精で生まれた子どもは自然妊娠で生まれた子どもと変わりません

●試験管ベビーと呼ばれた世界初の体外受精で生まれた子ども

1978年7月25日、イギリスのマンチェスター近郊のオールダムでルイーズ・ブラウンが、世界初の体外受精[※1]による子どもとして誕生しました。母親には卵管の異常があったので、結婚後9年間、子どもを授かることができず、ケンブリッジ大学のロバート・エドワーズ教授とパトリック・ステップトー医師が12年かけて完成させた体外受精に望みを託したのです。

※1 一般的な体外受精はシャーレで卵子と精子を混ぜて受精させ、受精卵を子宮に移植する。それに対して、膣から子宮にカテーテルで精子を送り込むのが人工授精

ルイーズの誕生が発表されると世界中で賛否両論が巻き起こり、新聞は「試験管ベビー」とセンセーショナルに報じました。体外受精への非難や否定の意見が多い一方で、両親の自宅には不妊に悩む人たちから誕生を祝福する手紙がたくさん届いたそうです。神の領域とされていたヒトの誕生に「人工の技術」が関わったことに対する、当時の人々の違和感は私にも容易に想像できます。それは、40年以上たった現在でも、ＡＲＴに対して同じような違和感を覚えていらっしゃる方が決して少なくないからです。

ルイーズは無事に成長し、２００４年に結婚して、２００６年に自然妊娠した長男を産みました。実は、１９８２年に、同じく体外受精によって誕生したルイーズの妹のナタリーが１９９９年に自然妊娠した子どもを産み、子どもを産んだ初めての試験管ベビーになっています。ナタリーは身をもって、「体外受精で生まれた女性は、健康な子どもを産むことができない」

という根拠のない偏見を覆してみせたのです。

その後、2010年にロバート・エドワーズ教授は、不妊治療への多大な貢献によってノーベル生理学・医学賞を受賞しています。

●ARTで生まれた子どもに特別の問題はない

日本では、1983年に初めての体外受精による出産が東北大学のチームによって成功したことによって、ARTの歴史が始まりましたが、ARTを大きく発展させる「卵子凍結による妊娠・出産」が成功したのは、その3年後の1986年のことです。オーストラリアのアデレード大学のクリストファー・チェンによる快挙でした。

当初は現在の医学的適応と同様に、病気治療のために妊娠が

卵子凍結技術の先駆者たち

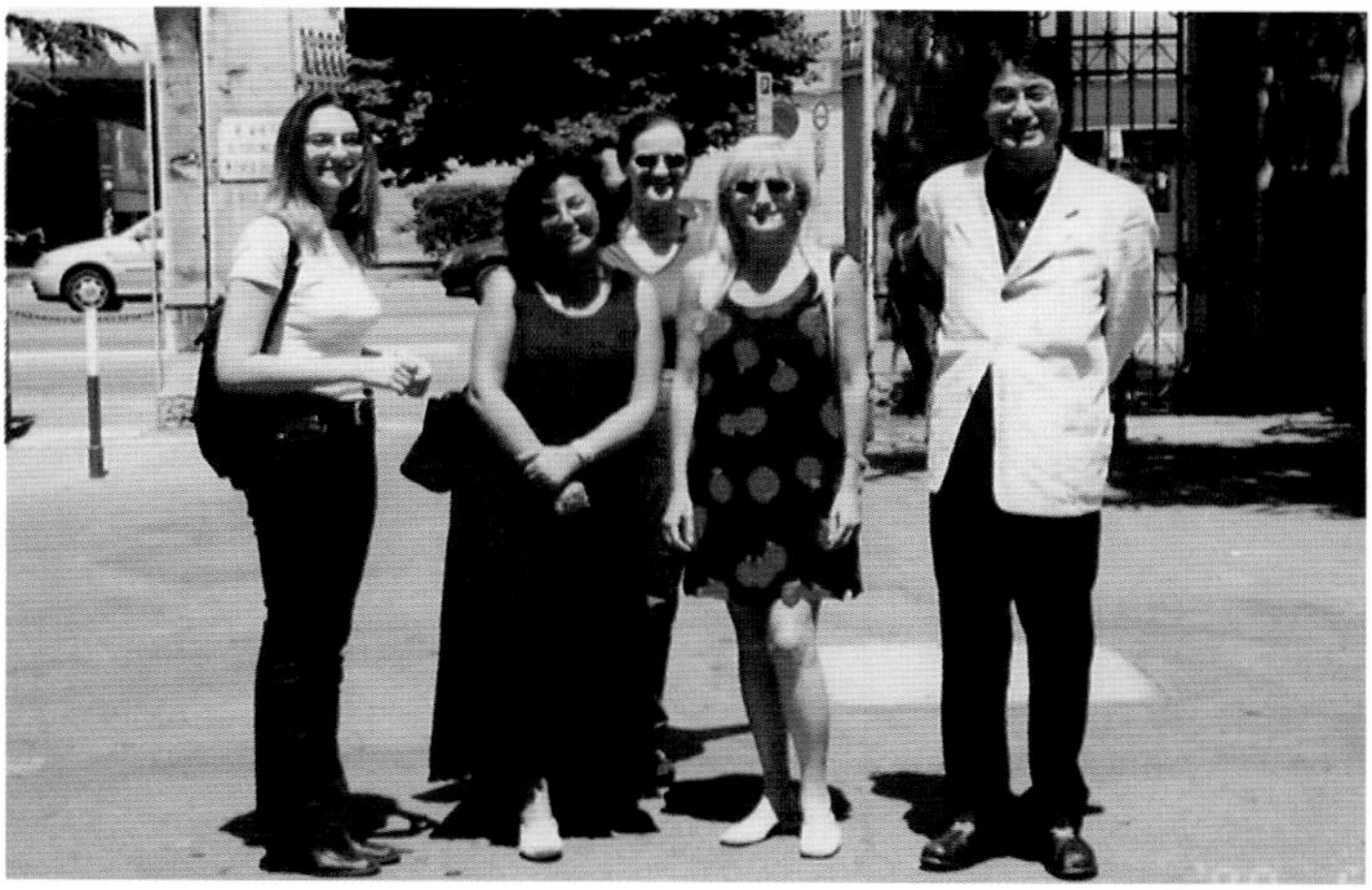

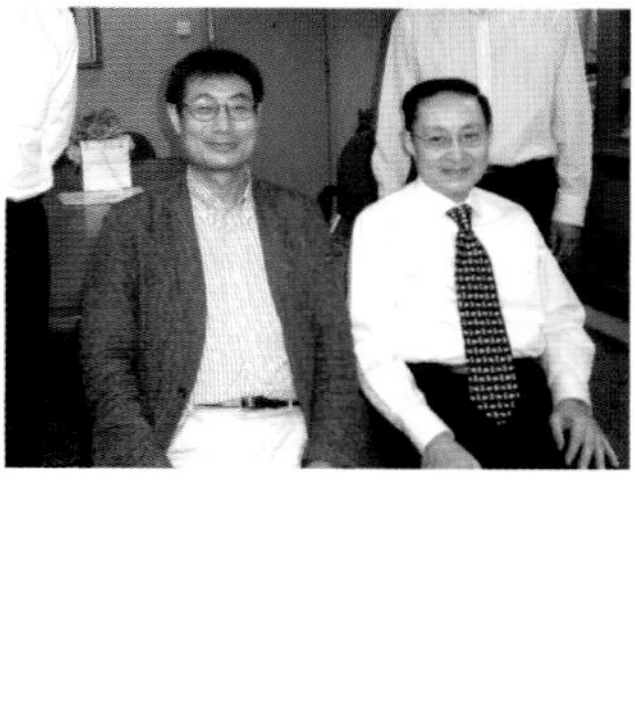

右／世界で初めて、卵子凍結による妊娠・出産を成功させたクリストファー・チェン（右）と著者。2013年、シンガポールで開業していたチェン氏に面会することができた。

上／チェン氏以降、10年ほど成功しなかった卵子凍結を顕微授精の導入によって成功させた、ボローニャ大学のエリオノーラ・ポルク（左から2番目）とラファエラ・ファブリ（左から4番目）。著者は2000年に直接、卵子凍結の手ほどきを受け、翌年、日本で初めての卵子凍結に成功した

難しい女性の卵子を凍結保存しておき、治療後に妊娠・出産するための医療技術として世界に広まりました。その後、健康な女性が将来的な妊娠・出産の可能性を確保しておくための選択肢としても、徐々に認知されてゆきました。

世界では、２０１８年に約39万５千人がＡＲＴによって生まれ、日本でも、２０１７年には、５万６６１７人が生まれています。それほど一般的になっているにもかかわらず、ＡＲＴで生まれた子どもには、自然妊娠で生まれた子どもと違いがあるのではないかと心配される方が、いまだにいらっしゃいます。

日本では２００５年から全国レベルでの調査が行われており、それによると先天性異常の割合は自然妊娠と変わらないこと、認知機能を中心とした知能発達に有意な差がないこと、精神疾患に関しても差がないことが報告されています。今後も継続的に注意深い観察が必要ですが、過度の心配は無用であるとお伝えしておきたいと思います。

各国におけるART出生児数の比較（2015）

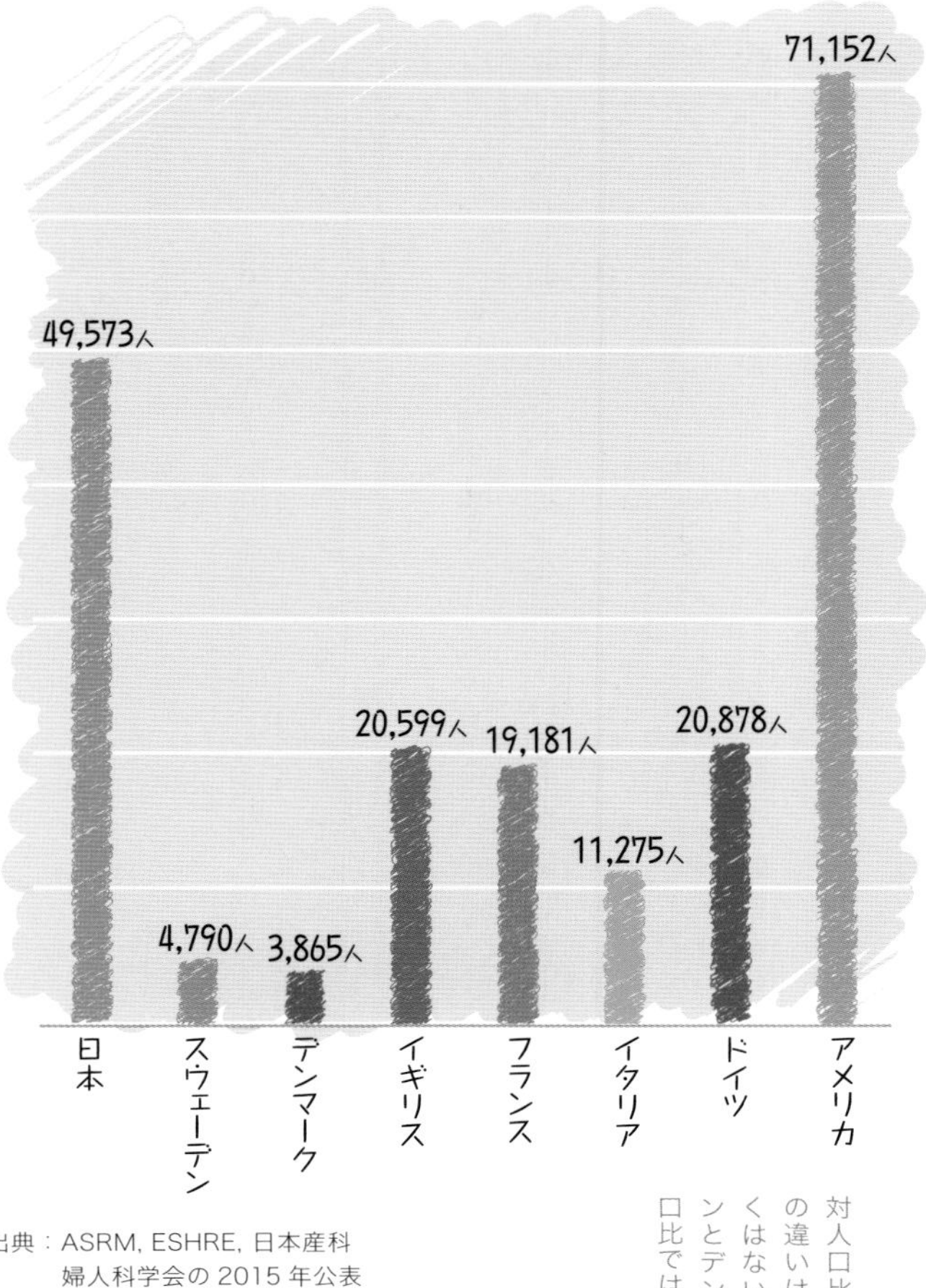

対人口比でみると各国の違いはそれほど大きくはない。スウェーデンとデンマークは対人口比では日本より多い

出典：ASRM, ESHRE, 日本産科婦人科学会の2015年公表データをもとに引用作成

4

妊娠率を上げる着床前検査の臨床研究が始まりました

受精卵の染色体異常を発見できる

最後に、少し専門的な内容になりますが、「着床前胚染色体異数性検査（ＰＧＴ－Ａ）」についてお話しします。日本産科婦人科学会が主導して、ＰＧＴ－Ａの有効性を調べるために大規模な臨床研究を行うことになりました。ＡＲＴをまだ実際に受けていない方にはわかりにくい内容かと思いますので、ざっと読み流して、そんな検査もあるのだということを記憶の片隅に置いておいてください。

PGT—Aは、受精卵を胚盤胞まで育てて、その栄養外胚葉から5～10個の細胞を採取して染色体を調べ、移植に適した胚かどうかを判断するための検査法です。

胚の染色体に過不足があると移植しても妊娠が成立しないか、たとえ妊娠したとしても流産や死産になってしまいます。染色体の過不足は誰にでも起こることなので、発生させなくすることはできません。また、女性の年齢が進むにつれて、染色体の過不足の発生頻度が上がり、30歳では23％なのが、38歳では50％、44歳では90％にも達します。PGT—Aで、胚、一つひとつの染色体数を確認して、正倍数体[※1]の胚を選んで移植することが、流産を回避する有効な対策なのです。

PGT—Aは、まだ臨床研究段階の手法なので、対象となる方の条件が限定されています。

❶反復ART（体外受精・胚盤胞移植）不成功の方

・体外受精を受けたことがある

※1 ヒトの染色体は23本なので、染色体が46本あるのが正倍数体。染色体異常があると、45本だったり、47本だったりする

胚盤胞の栄養外胚葉の採取

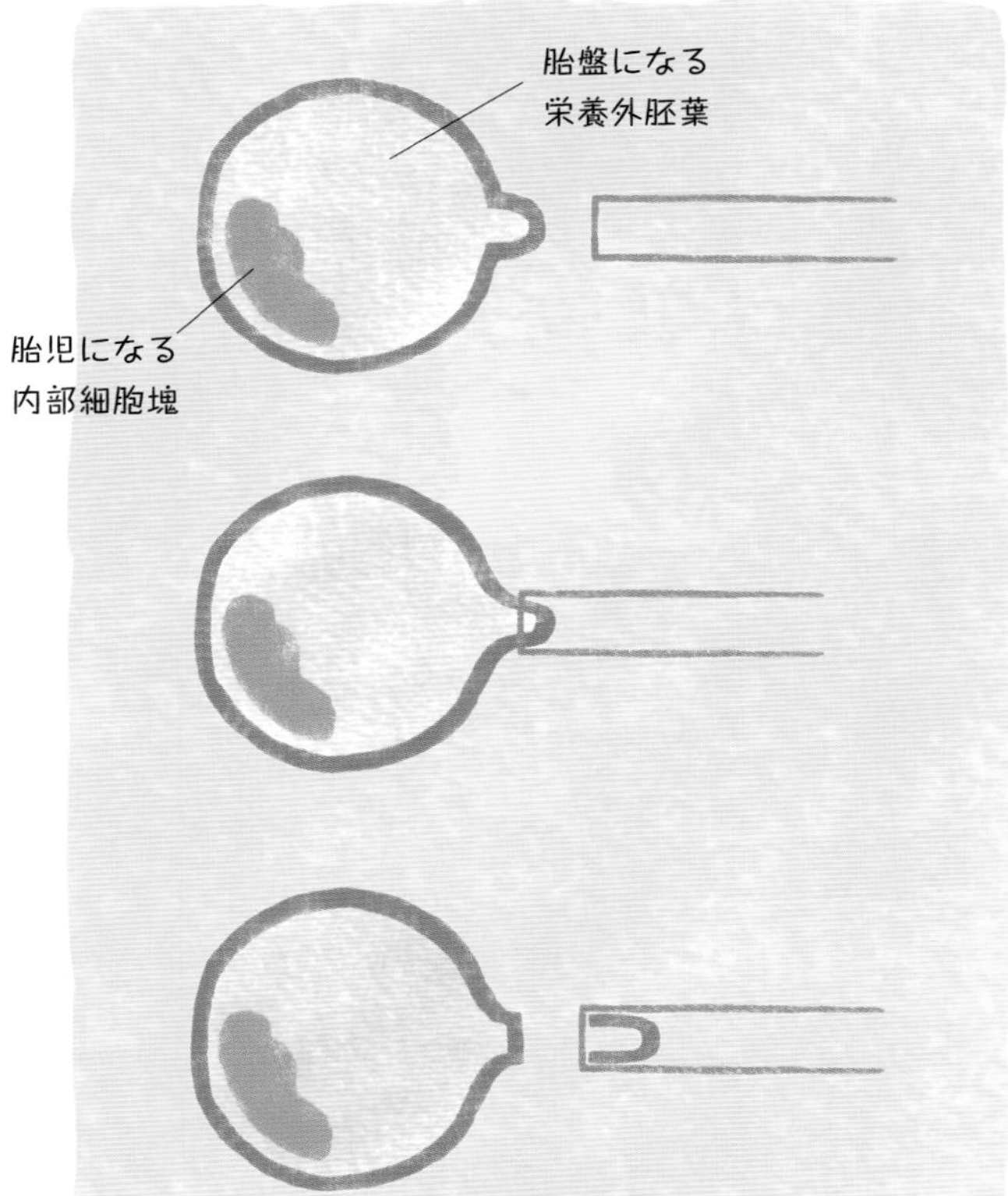

胚盤胞の透明帯をレーザーで開口する。はみ出した栄養外胚葉からピペットで5～10個の細胞を吸引する。引き伸ばしながら、レーザーで切断。分離して、採取する

・直近2回の胚移植で妊娠が成立していない

❷反復流産の方

・妊娠を2回以上している

・直近2回の妊娠が流産である

●なるべく若い時期の妊娠・出産が何といってもやはり有利

くり返しになりますが、どんなふうに自分の人生を生きるのか、ライフプランを決めるのは、あなたです。仕事やお金のことも大切ですが、どんなパートナーとどんな生活を送りたいのか。そこには、パートナーとあなたの子どもがいるのか。子どもは何人欲しいのか。そんなことを、ぜひ、一度、真剣に考えていただきたいのです。

しつこいくらいにお話ししてきたように、妊娠・出産には卵子の老化という厳格なタイムリミットがあります。そして、タイムリミットに近づけば近づくほど、子どもを授かるのに苦労するようになります。

多くの不妊治療クリニックの患者さんのピーク年齢は40歳を超えています。高齢での不妊治療は、肉体的にも精神的にも、そして経済的にも大きな負担です。加えて、望むような結果が得られないケースが多いのです。

ですから、まずは、なるべく早い時期での妊娠・出産を目指してください。もし、それが難しいようであれば、躊躇《ちゅうちょ》なく、一刻も早い「卵子凍結」を選択してください。

愛するお子さんと共に生きる、あなたのよりよい人生にエールを送り、しあわせを願っています。

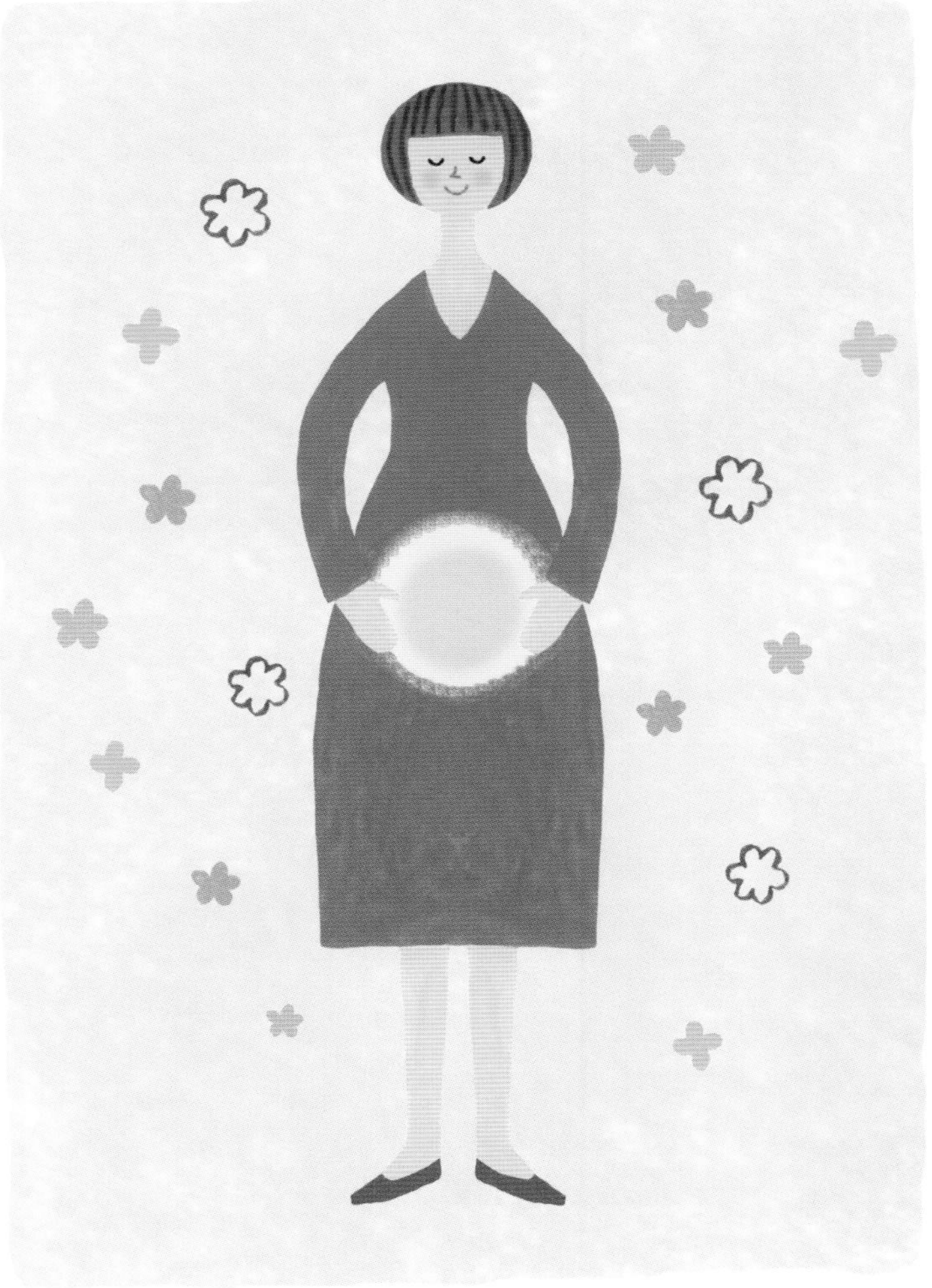

卵子凍結という医療技術の、これからを考えてみました

第3章でお話ししたように、クリストファー・チェンが1986年に世界で初めて成功した「卵子凍結による妊娠・出産」は、生殖補助医療の可能性を大きく広げました。最初に、その恩恵を受けたのは、病気や病気治療が原因で、妊娠・出産を諦めなければならなかった患者さんたちです。

その後、生殖補助医療への社会的な認知の深まりや人々の意識の変化により、健康であっても、将来的な妊娠・出産の可能性を高めることを目的とした、保険的な意味での卵子凍結が容認されてきたように思います。

しかし、今後は、保険的な位置づけではなく、子どもを授かりたいという望みを実現するために、卵子凍結を積極的に選択される方が増えてくるだろうと予想しています。生殖補助医療の専門医として、卵子凍結を安心して選択できるような社会の環境が整うことを願っています。

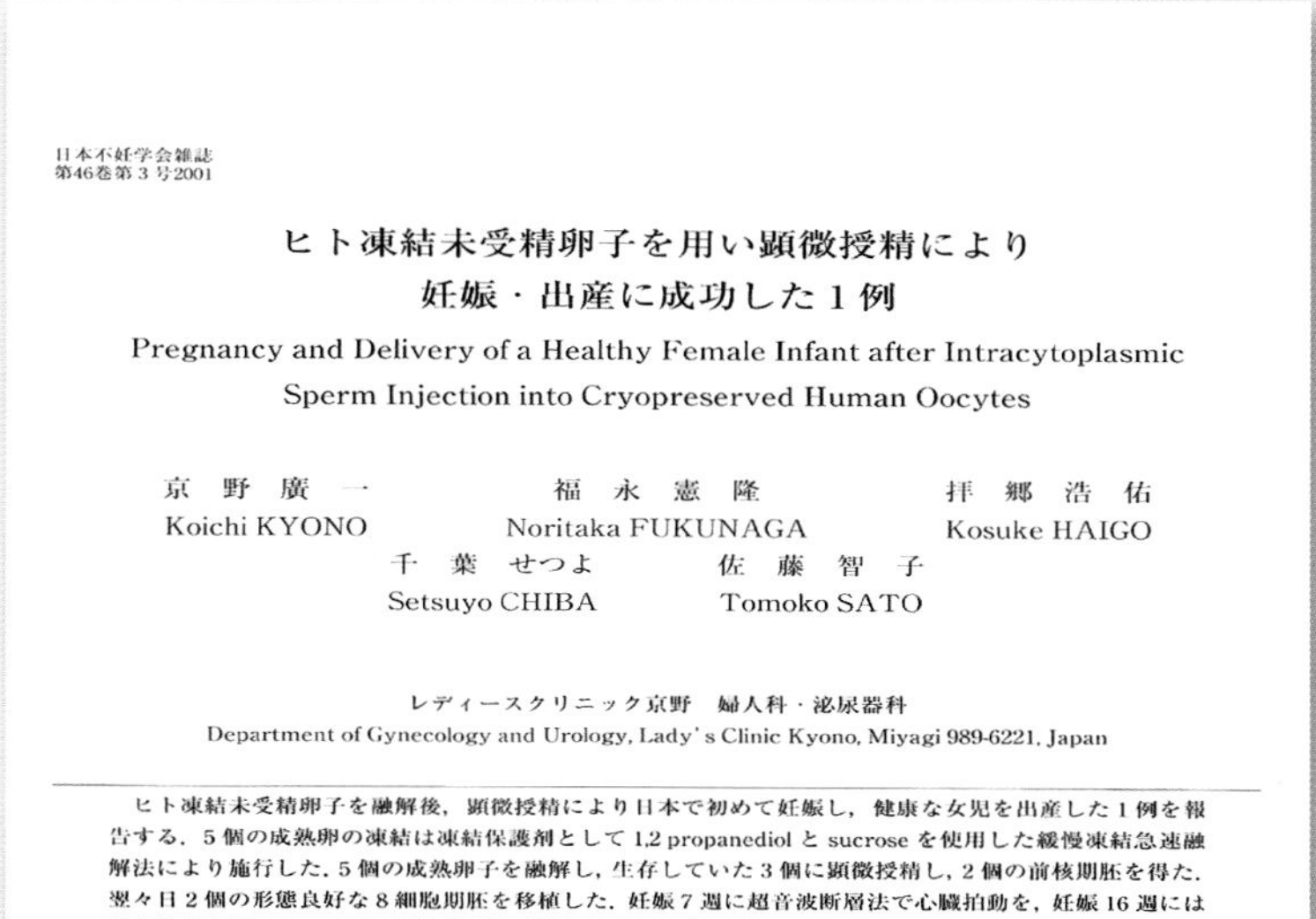

日本不妊学会雑誌
第46巻第3号2001

ヒト凍結未受精卵子を用い顕微授精により妊娠・出産に成功した1例

Pregnancy and Delivery of a Healthy Female Infant after Intracytoplasmic Sperm Injection into Cryopreserved Human Oocytes

京野廣一 Koichi KYONO　福永憲隆 Noritaka FUKUNAGA　拝郷浩佑 Kosuke HAIGO
千葉せつよ Setsuyo CHIBA　佐藤智子 Tomoko SATO

レディースクリニック京野　婦人科・泌尿器科
Department of Gynecology and Urology, Lady's Clinic Kyono, Miyagi 989-6221, Japan

ヒト凍結未受精卵子を融解後，顕微授精により日本で初めて妊娠し，健康な女児を出産した1例を報告する．5個の成熟卵の凍結は凍結保護剤として1,2 propanediol と sucrose を使用した緩慢凍結急速融解法により施行した．5個の成熟卵子を融解し，生存していた3個に顕微授精し，2個の前核期胚を得た．翌々日2個の形態良好な8細胞期胚を移植した．妊娠7週に超音波断層法で心臓拍動を，妊娠16週には羊水検査を行い，46, XX，正常核型を確認した．2001年4月，3,100グラムの女児を出産した．

キーワード：ヒト凍結未受精卵子，緩慢凍結急速融解法，顕微授精，妊娠・出産，プロパンダイオール
（日不妊会誌　46：171-177 2001）

緒　言

早発卵巣不全が予想される症例や悪性腫瘍のために手術，化学療法，放射線療法を必要とする場合にあらかじめ，卵子を凍結保存することは，将来，患者が自身の子供を持てる希望が残され，患者にとっては大きな福音である．また，将来もし卵子提供が認められた場合に，多数の卵子が採取できた時，その未受精卵を凍結保存しておけば，数人に分配でき，また選択の時間的余裕も与えられより有効と考えられる．日本で初めて凍結融解したヒト未受精卵子に顕微授精し，妊娠，出産に成功した1症例を報告する．

症例報告

症例は30歳女性，不妊原因；両側卵管閉塞，子宮内膜症，クラミジア感染症．不妊期間4年，平成11年9月子宮卵管造影にて両側卵管閉塞と診断．平成12年3月腹腔鏡検査で，子宮内膜症と診断．癒着も高度で両側の卵管采が完全に埋没しているため体外受精の予定となる．平成12年7月，月経3日目より経口避妊薬（エチニルエストラジオール・ノルゲストレル，日本シェーリング）を20日間内服する．内服14日目より Gonadotropin Releasing Hormone（GnRH）agonist（スプレキュア，アベンテイス）を1日900μg点鼻より開始し，消退出血2日目より1日600μgと減量し，human Chorionic Gonadotropin（hCG）（プロファシー，セロノ）当日まで使用した（long protocol），3日目より human Menopausal Gonadotropin（hMG）（ヒュメゴン，オルガノン）を投与し（総投与量2,400IU），11日目に血中 E_2 が2,172pg/mlの時点でhCG 10,000IUを注射，36時間後に9個採卵した．その後，夫は院内の採精室で精液採取を試みたが採取できず，相談の結

2001年に著者が日本で初めて成功した、卵子凍結による妊娠・出産の事例を、『日本不妊学会雑誌』で発表した。両側卵管閉塞の女性から採卵し、凍結。その後、顕微授精して移植した

Successful pregnancy and delivery after transfer of a single blastocyst derived from a vitrified mature human oocyte

Koichi Kyono, M.D., Ph.D.,[a,b] *Kohei Fuchinoue, M.S.,*[a,b] *Akiko Yagi, B.S.,*[a,b] *Yukiko Nakajo, B.S.,*[a,b] *Ayako Yamashita, B.S.,*[a,b] *and Shima Kumagai, B.S.*[a,b]

[a] Department of Gynecology and Urology, Ladies Clinic Kyono, and [b] Kyono Reproduction Research Center, Miyagi, Japan

Objective: To describe the first case of delivery after the transfer of a single blastocyst derived from a vitrified mature human oocyte.
Design: Case report.
Setting: Private assisted reproduction clinic.
Patient(s): A normal 31-year-old woman.
Intervention(s): An unsuccessful attempt was made to extract sperm from the patient's nonobstructive azoospermic husband by testicular sperm extraction.
Main Outcome Measure(s): Transfer of single blastocyst derived from vitrified human oocyte and donor sperm.
Result(s): A healthy male neonate weighing 3000 g was born.
Conclusion(s): Vitrification is a useful method of preserving mature human oocytes and has the advantage of time-effectiveness, simplicity, cost reduction, and no need for devices such as programmable freezers. (Fertil Steril® 2005;84:1017.e5–6. ©2005 by American Society for Reproductive Medicine.)

Key Words: Vitrification, freezing, human mature oocyte, blastocyst, pregnancy, delivery

In a previous study, Van der Elst (1) reviewed results obtained using cryopreserved mature human oocytes, including 83 pregnancies, 50 deliveries and ongoing pregnancies, and 63 children. In 2001, we reported a human delivery that was achieved using the slow freezing method (SFM) with 1,2-propanediol (PROH) and mature oocytes (2). Most cryopreservation of mature human oocytes is performed using SFM (3, 4). There have been around 10 reported cases of cryopreservation of mature human oocytes using vitrification methods (VM) (5–8).

MATERIALS AND METHODS

Freezing

Denuded oocytes were placed on the surface of an equilibration solution (ES: based media TCM 199 + 7.5%, ethylene glycol [EG] + 7.5%, dimethyl sulfoxide [DMSO]), and then sunk into the solution. The oocytes were equilibrated for slightly less than 20 minutes at room temperature, followed by immersion in vitrification solution (VS: based media TCM 199 + 15%, EG + 15%, DMSO + 0.5 M sucrose) for slightly less than 60 seconds at room temperature. Oocytes were then placed on the Cryotop (Kitazato Supply, Tokyo, Japan) with a minimum volume of VS, and were immediately thereafter submerged in LN2.

Received January 6, 2005; revised and accepted April 12, 2005.
Reprint requests: Koichi Kyono, M.D., Ph.D., 3-8-6, Oomiya, Furukawa, Miyagi, 989-6221 Japan (FAX: 81-229-24-8825; E-mail: info@ivf-kyono.or.jp).

Thawing

The drops of VS were thawed by plunging the top of their container into 1 M sucrose at 37°C for 1 minute. Collected oocytes were kept in 0.5 M sucrose, and were then placed on the bottom of a container of diluent solution. The oocytes were then covered with thawing solution for 3 minutes at room temperature.

The first washing was performed as follows: oocytes were placed on the bottom of a container of the first washing solution, and the diluent solution was then poured over the oocytes.

Next, the oocytes were placed on the surface of the second washing solution, and the second washing was performed at 37°C. Each washing was performed for 5 minutes. Reexpanded oocytes were considered to have survived, and were used for intracytoplasmic sperm injection (ICSI).

CASE REPORT

We report the first successful pregnancy and delivery achieved after the transfer of a single blastocyst derived from a vitrified human oocyte. The patient was a 31-year-old woman whose husband had been diagnosed with nonobstructive azoospermia. The patient underwent controlled ovarian hyperstimulation by a gonadotropin-releasing hormone (GnRH) agonist long protocol, and 9 out of 14 mature oocytes were retrieved.

Testicular sperm extraction (TESE) from the husband's bilateral testes was performed on the same day as retrieval of

0015-0282/05/$30.00
doi:10.1016/j.fertnstert.2005.04.051

2004年、日本で開発されたばかりのガラス化法で凍結した卵子を、融解後、顕微授精して移植した症例。それまでの卵子の生存率が50～60%であったものが、ガラス化法で90%以上に改善された

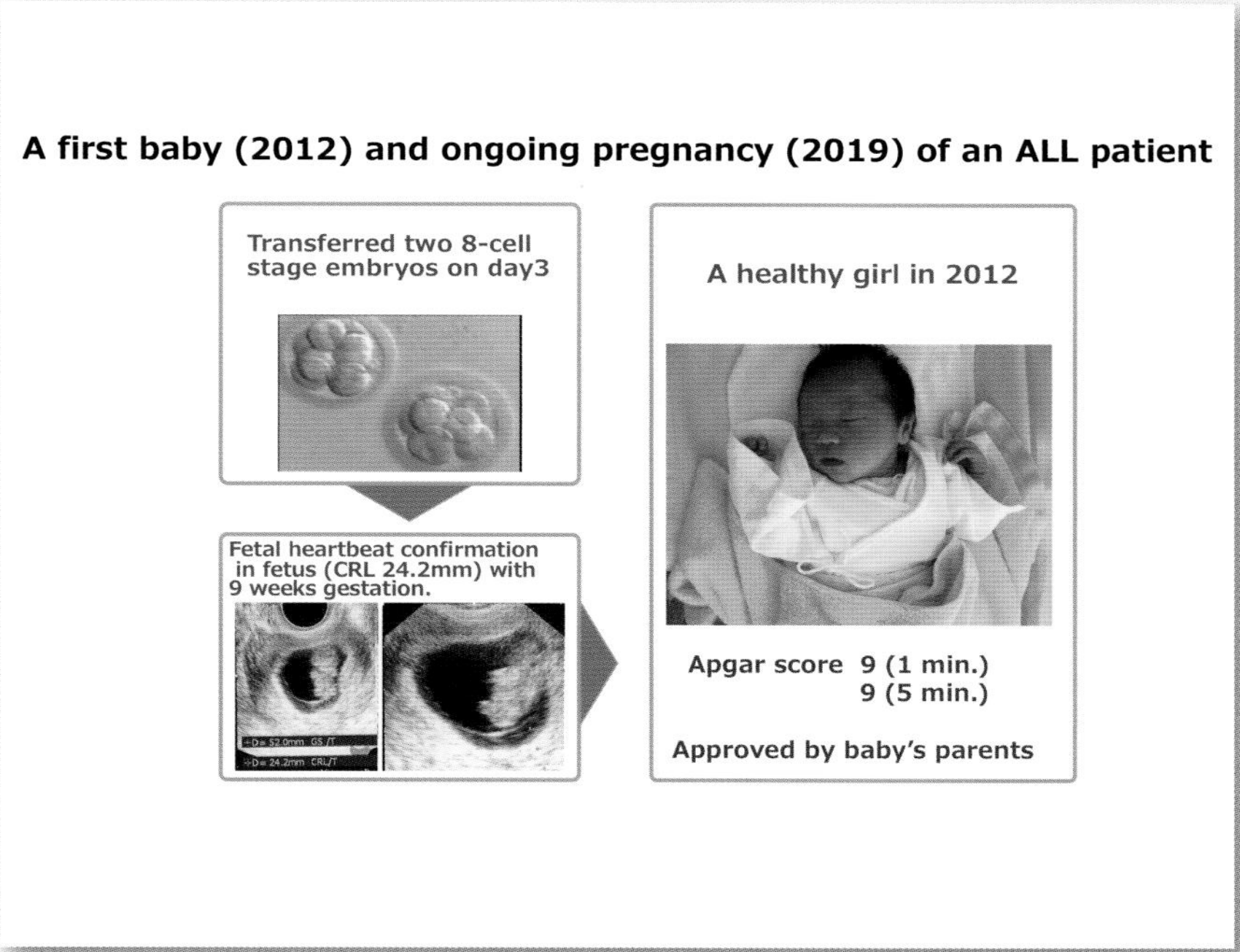
A first baby (2012) and ongoing pregnancy (2019) of an ALL patient
Transferred two 8-cell stage embryos on day3
Fetal heartbeat confirmation in fetus (CRL 24.2mm) with 9 weeks gestation.
A healthy girl in 2012
Apgar score 9 (1 min.)
9 (5 min.)
Approved by baby's parents

2006～2007年に、急性リンパ性白血病を発症した20歳の患者から、10個の卵子を採卵して凍結。回復後、2011年に6個を融解して、長女を出産。2019年に4個を融解して、次女を妊娠した事例（その後、無事に出産）

おわりに

縁あって、生殖補助医療に携わるようになってから、早くも40年以上の歳月が過ぎました。その間、日本で初めての体外受精や卵子凍結への挑戦など、ＡＲＴの最前線で懸命に走り続けてきました。さまざまな困難と苦労はありましたが、それは、私自身の科学者としての探究心と、不妊に悩む患者さんのお役に立ちたいという医療者としての素朴な欲求を満足させてくれる、ある種幸福な時間でもありました。

それが、ここ15年ほど、日々の仕事を遂行するなかで、不全感を感じる場面が徐々に増えてきています。クリニックにみえる患者さんの高齢化で、妊娠率は低下し、結果的に子どもを授かれない患者さんが増える一方なのです。妊娠の仕組みの解明やＡＲＴの技術は日進月歩で進んでいます。本来であれば、妊娠率がどんどん高くなってもよいはずなのに、現実はそうなってはいません。
残念なことに、患者さんの卵子の老化がその原因なのです。インターネットの普及で不妊治療の知識もネットから豊富に得られますが、間違っていたり、不妊ビジネスがらみだったりするケースも多く、これも大きな問題だと感じています。本書の出版が正しい不妊治療の知識の普及に役立ち、日本の少子化を少しでも食い止めることにつながれば、望外の喜びです。

最後に、２００1年、日本で最初の緩慢凍結法による妊娠・出産に導いてくださったイタリア、ボローニャ大学のProf. Porcu E. & Fabbri R. に。そして２００４年、当院のCryotopによるガラス化法による妊娠・出産に導いてくださった世界の凍結の第一人者、桑山正成博士（Cryotopの開発者）に。また、本書の出版にあたり、心強いサポートをいただいた当院理事長秘書の浅野紀子さん、研究支援部の竹重勇哉さんに心より深謝申し上げます。ありがとうございました。

京野廣一（きょうの・こういち）

1951年　宮城県生まれ
福島県立医科大学卒業後、東北大学医学部産科学婦人科学教室入局。1983年にチームの一員として日本初の体外受精による妊娠・出産に成功。1995年、レディースクリニック京野を宮城県大崎市に開院。世界各国の妊孕性《にんようせい》温存のリーダーから技術を学び、2001年に日本初の卵子凍結（緩慢凍結法）による妊娠・出産に成功。2004年、ガラス化法による卵子凍結で妊娠・出産に成功。2007年、京野アートクリニック仙台開院。2012年、京野アートクリニック高輪開院。2016年には、日本初の卵巣組織凍結保存センター「HOPE」を品川に設立。2019年、京野アートクリニック盛岡開院。全国を対象に、地域格差のない、患者中心の妊孕性温存の普及活動を展開している。

医療法人社団 レディースクリニック京野 理事長
日本産科婦人科学会 産婦人科専門医・指導医
日本生殖医学会 生殖医療専門医
東邦大学医学部産科婦人科学講座 客員教授

京野アートクリニック高輪
〒108-0074 東京都港区高輪3-13-1 高輪コート5F

卵子の凍結保存 妊活法

2020年7月28日　初版第1刷発行

著　者	京野廣一
発行人	海野雅子
発行所	サンルクス株式会社 〒136-0076 東京都江東区南砂1-20-1-403 電話03-6326-8946
発　売	サンクチュアリ出版 〒113-0023 東京都文京区向丘2-14-9 電話03-5834-2507

イラスト	嶋津まみ
編集・デザイン	サンルクス制作室
印　刷	株式会社シナノ
製　本	有限会社栄久堂

ISBN978-4-86113-699-3 C0077